CSCO

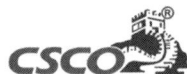

中国临床肿瘤学会　组织编写

AME 科研时间系列医学图书 1B063

恶性肿瘤骨转移临床诊疗专家共识

主　编：江泽飞　　牛晓辉　　王　洁　　叶定伟　　沈志祥

中南大学出版社
www.csupress.com.cn
·长沙·

AME
Publishing Company

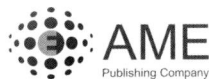

图书在版编目（CIP）数据

恶性肿瘤骨转移临床诊疗专家共识/江泽飞等主编. —长沙：中南
大学出版社，2022.3

ISBN 978 - 7 - 5487 - 4815 - 1

Ⅰ.①恶⋯　Ⅱ.①江⋯　Ⅲ.①骨肿瘤—肿瘤转移—诊疗
Ⅳ.①R738.1

中国版本图书馆CIP数据核字(2022)第010641号

AME 科研时间系列医学图书 1B063

恶性肿瘤骨转移临床诊疗专家共识

EXINGZHONGLIU GUZHUANYI LINCHUANGZHENLIAO
ZHUANJIAGONGSHI

主　编：江泽飞　牛晓辉　王　洁　叶定伟　沈志祥

□出 版 人　吴湘华

□丛书策划　汪道远　陈海波

□项目编辑　陈海波　廖莉莉

□责任编辑　谢新元　黄冰滢

□责任印制　唐　曦　潘飘飘

□版式设计　朱三萍　林子钰

□出版发行　中南大学出版社

　　　　　　社址：长沙市麓山南路　　　　　邮编：410083

　　　　　　发行科电话：0731-88876770　　　传真：0731-88710482

□策 划 方　AME Publishing Company

　　　　　　地址：香港沙田石门京瑞广场一期，16 楼 C

　　　　　　网址：www.amegroups.com

□印　　装　天意有福科技股份有限公司

□开　　本　710×1000　1/16　□印张 9　□字数 177 千字　□插页

□版　　次　2022 年 3 月第 1 版　□2022 年 3 月第 1 次印刷

□书　　号　ISBN 978 - 7 - 5487 - 4815 - 1

□定　　价　168.00 元

图书出现印装问题，请与经销商调换

编者风采

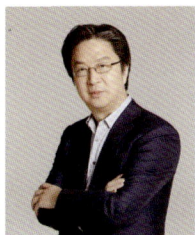

主编：江泽飞

解放军总医院肿瘤内科

现任解放军总医院肿瘤医学部副主任，中国临床肿瘤学会（CSCO）副理事长兼秘书长，CSCO乳腺癌专家委员会主任委员，北京医学会乳腺疾病分会主任委员，国家卫生健康委员会能力建设和继续教育肿瘤学专家委员会秘书长，St.Gallen国际乳腺癌共识团成员，中国新药审评专家，*Translational Breast Cancer Research*杂志主编。作为主要负责人牵头数十项国内外多中心临床研究，研究成果在美国肿瘤学年会（ASCO）、欧洲肿瘤内科学年会（ESMO）、St.Gallen国际乳腺癌会议、CSCO等国内外重要会议中进行汇报。负责并执笔《CSCO乳腺癌诊疗指南》《CSCO常见恶性肿瘤诊疗指南》《NCCN肿瘤学临床实践指南》等行业重要指南，推动我国乳腺癌规范化诊疗进程。2016年荣获"金显宅乳腺癌研究纪念奖"；2019年获《人民日报》"国之名医·卓越建树"荣誉称号。

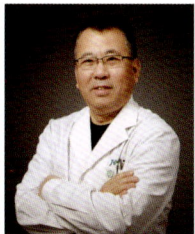

主编：牛晓辉

北京积水潭医院骨肿瘤科

主任医师，教授，博士生导师，北京积水潭医院骨肿瘤科主任。
CSCO肉瘤专家委员会主任委员，中国抗癌协会（CACA）肉瘤专业委员会前任主任委员，国际保肢协会（ISOLS）常务理事（board member），亚太骨与软组织肿瘤学会（APMSTS）常务理事，东亚骨与软组织肿瘤协作组（EAMOG）前主席、常务理事，中华医学会骨科分会骨肿瘤专业组副组长，中国医师协会骨科分会骨肿瘤专业组副组长。同时担任《中国骨与关节杂志》副总编辑，担任《中华外科杂志》《中华骨科杂志》《山东医药》等10余本期刊编委。
以第一作者或通讯作者发表论文200余篇，其中SCI论文30余篇。编写专著10余部，主编《骨肿瘤标准化手术》《骨科专家病例解析丛书·骨肿瘤》《积水潭骨与软组织肿瘤病例精粹：多学科综合讨论》等；主译《骨科临床病理学图谱》《骨科注射治疗手册》《骨肿瘤影像学诊断实用指南》等。在骨与软组织肿瘤专业共计培养北京大学和清华大学博士生14名，硕士生4名。

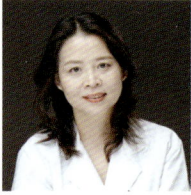

主编：王洁

中国医学科学院肿瘤医院肿瘤内科

中国医学科学院肿瘤医院内科主任，主任医师，博士生导师，北京协和医学院长聘教授，CSCO副理事长。20年来一直致力于肺癌分子分型基础上的精准诊治及其转化研究，在国际上率先建立外周血分子分型的肺癌精准诊疗理论与临床应用体系，使分子分型进入无创时代，引领液体活检精准诊治的国内国际走向。作为课题负责人多次承担国家自然科学基金、国家"863"科技支撑项目（分课题负责人）等；目前在研项目包括国家基金委重点项目、"863"科技支撑项目、教育部创新团队资助项目、北京市科技创新项目、北大/清华生命联合中心资助项目等8项。相关系列研究发表于 *J Clin Oncol*、*Lancet Respir Med*、*JAMA Oncol*、*PNAS*等著名期刊。获国家杰出青年科学基金，以第一完成人获得国家科技进步二等奖，获全国创新争先奖、吴阶平医药创新奖、何梁何利基金科学技术与进步奖等。

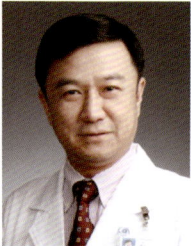

主编：叶定伟

复旦大学附属肿瘤医院泌尿外科

复旦大学附属肿瘤医院副院长、泌尿外科学科带头人、泌尿肿瘤MDT首席专家，上海市泌尿肿瘤研究所所长，复旦大学前列腺肿瘤研究所所长，中国抗癌协会泌尿男生殖系肿瘤专业委员会（CACA-GU）主任委员，CSCO前列腺癌专家委员会主任委员，中华医学会泌尿外科学分会（CUA）肿瘤学组副组长，CSCO尿路上皮癌专家委员会副主任委员，CSCO肾癌专家委员会副主任委员，CSCO免疫治疗专家委员会副主任委员，NCCN前列腺癌、肾癌、膀胱癌亚洲诊治共识专家委员会委员，亚太前列腺癌学会（APPS）候任主席，亚太冷冻外科学会副会长等。

主持国家级、省部级科研基金50余项。发表论文622篇（SCI论文360篇）。主编、主译专著9部，发明专利25项。以第一完成人获上海市科技进步奖一等奖、教育部科技成果奖一等奖、上海市医学科技奖一等奖、中华医学奖二等奖。获选"国家卫生健康有突出贡献中青年专家"，获吴阶平泌尿外科医学奖、药明康德生命化学研究奖，入选上海市领军人才、上海市优秀学科带头人，获"上海工匠"称号、"全国卫生计生系统先进工作者"称号，享受国务院政府特殊津贴。

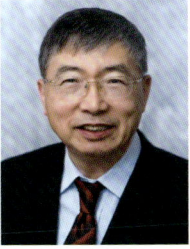

主编：沈志祥

上海交通大学附属瑞金医院血液科

1968年毕业于上海第二军医大学，现任上海交通大学医学院附属瑞金医院终身教授、内科学教授、主任医师、博士生导师，中华医学会全国血液病学会前主任委员，《中华血液学杂志》副总主编及《中华医学杂志（英文版）》等多本杂志的编委。

国内外杂志发表论文100余篇，主编《恶性血液病》《淋巴瘤》《简明临床血液病学》《血液病学研究进展》等8本专著，并参加10余部专著的编写。曾先后获国家自然科学奖二等奖、科技进步奖三等奖、中华医学科技奖二等奖、上海市医疗成果奖二等奖、医疗成果三等奖、1999年单篇国际论文引用次数全国个人第三名、2004年中华医学科技奖一等奖、2004年上海医学奖一等奖、2004年国家自然科学二等奖、2006年上海市科学技术奖一等奖。

长期从事内科学血液学专业的临床医学和临床研究工作，尤其对血液系统恶性肿瘤、止凝血疾病、严重贫血有较深入研究，并积累了丰富的临床实践经验。

编委（以姓氏拼音首字母为序）：

曹达龙
复旦大学附属肿瘤医院泌尿外科

陈佳艺
上海交通大学附属瑞金医院放疗科

段建春
中国医学科学院肿瘤医院肿瘤内科

方文峰
中山大学附属肿瘤医院肿瘤内科

何志嵩
北京大学第一医院泌尿外科

李长岭
中国医学科学院肿瘤医院泌尿外科

史本康
山东大学齐鲁医院泌尿外科

汪进良
解放军总医院第五医学中心肿瘤内科

王涛
解放军总医院第五医学中心肿瘤内科

王弘恺
复旦大学附属肿瘤医院泌尿外科

王树森
中山大学附属肿瘤医院肿瘤内科

王晓稼
中国科学院大学附属肿瘤医院肿瘤内科

魏少忠
湖北省肿瘤医院泌尿外科

谢晓冬
中国人民解放军北部战区总医院肿瘤内科

徐海荣
北京积水潭医院骨肿瘤科

杨勇
北京大学肿瘤医院泌尿外科

殷咏梅
江苏省人民医院肿瘤内科

张力
中山大学附属肿瘤医院肿瘤内科

张少华
解放军总医院第五医学中心肿瘤内科

丛书介绍

很高兴，由AME出版社、中南大学出版社联合出品的"AME科研时间系列医学图书"，如期与大家见面！

虽然学了4年零3个月医科，但是，仅仅做了3个月实习医生，就选择弃医了，不务正业，直到现在在做医学学术出版和传播这份工作。2015年，毕业10周年。想当医生的那份情结依旧有那么一点，有时候不经意间会触动到心底深处……

2011年4月，我和丁香园的创始人李天天一起去美国费城出差，参观了一家医学博物馆——马特博物馆（The Mütter Museum）。该博物馆隶属于费城医学院，创建于1858年，如今这里已经成为一个展出各种疾病、伤势、畸形案例，以及古代医疗器械和生物学发展的大展厅，展品逾20 000件，其中包括战争中伤者的照片、连体人的遗体、侏儒的骸骨以及人体病变结肠等。此外还有世界上独一无二的收藏，比如一个酷似肥皂的女性尸体、一个长有两个脑袋的儿童的颅骨等。该博物馆号称"Birthplace of American Medicine"。走进一个礼堂，博物馆的解说员介绍宾夕法尼亚大学医学院开学典礼都会在这个礼堂举行。当时，我忍不住问了李天天一个问题：如果当初你学医的时候，开学典礼在这样的礼堂召开的话，你会放弃做医生吗？他的回答是：不会。

2013年5月，参加英国医学杂志（BMJ）的一个会议，会议之后，有一个晚宴，BMJ为英国一些优秀的医疗团队颁奖，BMJ的主编和BBC电台的著名节目主持人共同主持这个年度颁奖晚宴。令我惊讶的是，BMJ给每个获奖团队的颁奖词，从未提及该团队过去几年在什么大牛杂志上发表过什么大牛论文，而是关注这些团队在某个领域提高医疗服务质量，减轻病患痛苦，降低医疗费用等方面所作出的贡献。

很多朋友好奇地问我，AME是什么意思？

AME的意思就是，Academic Made Easy, Excellent and Enthusiastic。2014年9月3日，我在朋友圈贴出3张图片，请大家帮忙一起从3个版本的AME宣传彩页中选出一个喜欢的。最后，上海中山医院胸外科的沈亚星医生竟然给出一个AME的"神翻译"：欲穷千里目，快乐搞学术。

AME是一个年轻的公司，拥有自己的梦想。我们的核心价值观第一条是：Patients Come First！以"科研（Research）"为主线。于是，2014年4月

24日，我们的微信公众号上线，取名为"科研时间"。"爱临床，爱科研，也爱听故事。我是科研时间，这里提供最新科研资讯，一线报道学术活动，分享科研背后的故事。用国际化视野，共同关注临床科研，相约科研时间。"希望我们的AME平台，能够推动医学学术向前进步，哪怕是一小步！

如果说酒品如人品，那么，书品更似人品。希望我们"AME科研时间系列医学图书"丛书能将临床、科研、人文三者有机结合到一起，像西餐一样，烹调出丰富的味道，搭配出一道精美的佳肴，一一呈现给各位。

汪道远

AME出版社社长

序言

　　骨健康一直是肿瘤治疗过程中需要特别关心的问题。近年来，随着抗癌治疗方法的进步，晚期癌症患者的生存时间不断延长，患者出现肿瘤骨转移及发生骨相关事件的风险明显增加，其在临床中常见，尤其是在乳腺癌、前列腺癌、甲状腺癌、肺癌等恶性肿瘤中。其中，在乳腺癌中的发生比例达到65%~75%，前列腺癌为65%~75%，肺癌为30%~40%，多发性骨髓瘤更是高达70%~95%。导致肿瘤患者死亡率最高的两大因素，一是肿瘤复发进展导致的死亡，二是并发症导致的死亡。

　　恶性肿瘤的诊疗如今已经步入多学科综合诊疗时代，随着疾病的不断细分及精准化，单个医生的专业水平不足以保证患者得到最好的治疗，只有与该疾病相关的不同专业医务人员所组成的多学科团队才能最大程度地保障患者的利益。由于对每个患者在不同疾病阶段，甚至同一个疾病的不同治疗过程中都需要个体化考虑，而医生囿于个人的知识水平及经验，以及所处的地区、科室不一样，对患者的治疗策略也不一样，因而更加需要组建一个多学科团队为患者制定最佳治疗策略。且对于疾病的诊疗也需要影像科、病理科、放疗科和内分泌科等科室的专业人员共同参与，才能比较正确地诊断、治疗和预防。保护肿瘤患者的骨健康，不仅仅是肿瘤科医生的事情，所有与骨健康相关的领域均需要我们给予关注。

　　在肿瘤骨健康管理中，对于骨转移和骨相关事件（skeletal related events, SREs）的预防和处理是主要矛盾。骨转移导致的SREs不但会导致患者身体功能、生活质量降低，还会导致患者的死亡风险升高，从而影响抗肿瘤治疗的效果。因此，针对骨转移或SREs的规范化诊疗能为恶性肿瘤患者的核心抗肿瘤治疗提供保障。从20世纪80年代第一代双膦酸盐类药物氯膦酸二钠诞生，至随后的第二代药物帕米膦酸二钠、第三代药物唑来膦酸广泛用于肿瘤骨转移患者，针对破骨细胞的骨改良药物已经成为肿瘤骨健康患者的基本治疗方法。而1997年发现OPG-RANKL-RANK通路后，科学家们开始了对RANKL抑制剂的开发和其在治疗恶性肿瘤骨转移中应用的一系列研究。目前世界上唯一一个具有明确分子靶点的骨改良药物地舒单抗于2010年获得美国食品药品管理局批准，改变了对恶性肿瘤骨转移的治疗格局。在地舒单抗的三项三期注册临床研究中，地舒单抗较之前的标准治疗——唑来膦酸，对乳腺癌骨转移、前列腺癌骨转移和其他实体瘤患者的疗效和安全性都有了进一步的提升。2005年，我们就在孙燕院士的指导下制定了《中国恶性肿瘤骨转移诊疗专家共识》。该诊疗共识中提到，在患者通过影像学检查确诊为骨转移后，即使没有疼痛，也应该使用骨改良药物治疗，而不是在真正出现症状或SREs之后再进行干预。

编写一本关于骨转移临床诊疗规范的专著，推动国内肿瘤骨健康领域的学术发展一直是"中华骨健康学院"自成立以来的目标。通过讨论、组织编辑委员会，并着手准备资料，2020年，我们学院完成了乳腺癌骨转移临床诊疗专家共识的编写，2021年，又相继完成了前列腺癌、肾癌、肺癌骨转移临床诊疗专家共识和总论的编写，编写的过程中也在逐渐积累和完善。参加编写的都是活跃在肿瘤骨转移领域的一线同道。除了国际上已经发布的指南和共识，我们更追求深耕在国内骨健康领域，总结更符合中国国情的实践经验。

肿瘤骨健康领域仍然处在发展中，很多经验和共识都有待于进一步完善和充实。因此，本书必然存在很多不足，甚至可能存在争议之处，请同道们补充和批评指正。同时，我们也深切希望大家积极开展相关的临床研究，将我国的经验进行总结，从而对这一领域做出我们民族的贡献。

江泽飞

解放军总医院肿瘤内科

目　录

第一部分
总论

第一章 常见恶性肿瘤骨转移概述

一、流行病学

恶性肿瘤的发病率在世界范围内逐年提高，已成为人类死亡的主要原因之一。数据显示，2020年全世界新发恶性肿瘤约1 930万例，死亡病例约1 000万，预计到2040年，全球新增恶性肿瘤病例将达到2 840万，相比2020年上涨47%[1]。骨骼是恶性肿瘤转移的常见部位，对于特定瘤种，如乳腺癌和前列腺癌，骨骼是肿瘤转移的主要部位。常见恶性肿瘤骨转移的发病率如下：乳腺癌为70%，前列腺癌为85%，肺癌为30%~40%，肾癌为20%~25%，以及多发性骨髓瘤骨病为95%[2]。数据显示，2011年全世界骨转移患者数已超过150万[3]。近年，随着靶向、免疫治疗等抗肿瘤治疗的进展，患者原发肿瘤得到控制，存活时间延长，但发生骨转移的风险也随之升高，骨转移疾病负担加重[4]。骨转移引起的疼痛、行动障碍和功能丧失严重影响患者的生活质量。开展骨转移治疗不仅要关注患者生存期的延长，还要关注患者生活质量的改善。随着骨转移的疾病负担逐年增加，多学科团队的重要性也日益凸显[5]。

二、恶性肿瘤骨转移的发病机制

恶性肿瘤转移至骨骼的过程复杂，包括转移前骨微环境改变、肿瘤细胞播散趋化并在骨骼定殖、骨转移微环境产生以及骨转移灶形成等多个步骤[6]。肿瘤细胞在骨骼内激活后，通过释放甲状旁腺激素相关蛋白（parathyroid hormone-related protein，PTHrP）促进成骨细胞释放过量NF-κB受体活化因子配体（receptor activator for nuclear factor-κ B ligand，RANKL），促进破骨细胞的分化和活性，加速溶解骨质的过程。人体骨骼中含有大量的钙，骨质的破坏会使钙释放，通过肿瘤细胞表达的钙敏感受体来促进肿瘤细胞的增殖[7]；骨骼中还有大量促进肿瘤生长的因子，如转化生长因子β（ransforming growth factor-β，

TGF-β）、胰岛素样生长因子1（Insulin-like growth factor 1，IGF-1）等，也可以通过破骨细胞溶解骨质的过程释放[8]。大量钙和生长因子的释放，为肿瘤生长提供了利于生长的微环境。上述即为肿瘤骨转移的"恶性循环"过程[9]，如图1-1所示。

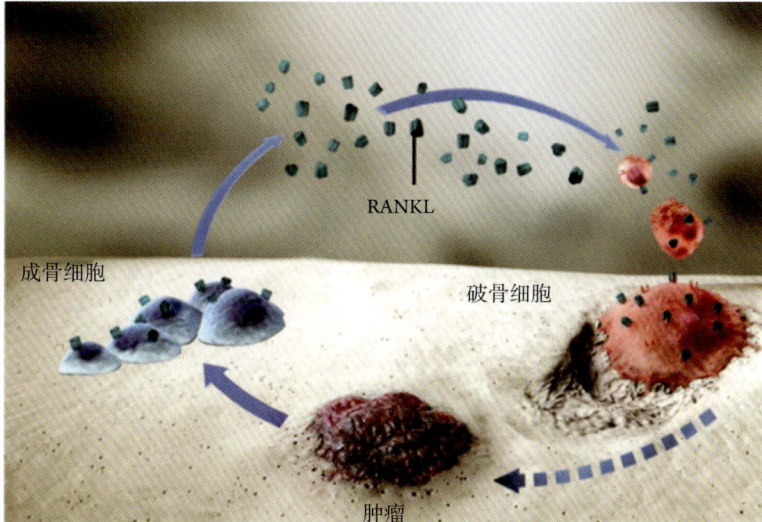

图1-1 肿瘤骨转移的"恶性循环"

三、肿瘤骨转移导致的骨破坏

由于"恶性循环"的存在，肿瘤骨转移的进展会造成严重的骨破坏。破骨细胞被过度激活后会使骨微环境酸化，刺激痛觉感受器引起疼痛；此外，骨转移灶体积增大带来的局部压力增加，也是骨痛发生的机制。骨转移性骨痛的发生是进行性加重的过程，最初可通过镇痛药物治疗缓解，逐渐发展为需要接受骨放射治疗才可得到控制。恶性高钙血症（hypercalcemia of malignancy，HCM）是指肿瘤所致血清钙水平>2.75 mmol/L（11 mg/dL），从而引起的一系列临床症候群。HCM的发病是由于肿瘤侵犯骨骼，破骨细胞活性增加，导致骨吸收、骨溶解，大量骨骼钙释放入血。恶性高钙血症最常见于伴有明显骨病变的多发性骨髓瘤，其次是发生广泛性骨转移的乳腺癌、小细胞肺癌及肾癌。随着肿瘤骨破坏的进一步加重，骨骼结构弱化，支撑能力下降，严重者可能发生病理性骨折或脊髓压迫，需要进行骨科手术干预，严重影响患者生活质量，打击患者继续接受肿瘤治疗的信心。

仅根据临床症状难以客观和定量地描述骨破坏的程度。疼痛评分和生活质量评分均存在观察者偏倚，难以用于评估不同患者和不同人群；高钙血症发病隐匿，常无明显的临床症状，且在接受治疗后短期内可以得到改善，对于患者生活质量的影响相对较小。而病理性骨折或脊髓压迫，既是骨转移进展的临床表现，也是可进行客观观察的事件，适合用于评估骨转移治疗的疗效，同时病理性骨折和脊髓压迫的发生也会严重影响患者的生存质量，打击患者的抗肿瘤信心。因此，预防这些事件的发生也是治疗骨转移的目标，能为患者带来非常有意义的临床获益。此外，为治疗骨痛所行的骨放疗，以及为预防和治疗病理性骨折和解除脊髓压迫所行的骨科手术，一方面是恶性肿瘤骨转移的治疗手段，另一方面是标志骨转移进展的事件，同样可作为终点评估骨转移治疗的疗效。

四、骨相关事件（skeletal related events，SREs）

帕米膦酸治疗乳腺癌溶骨性骨转移的关键研究首次设立"骨并发症（bone complications）"这一复合终点，定义为病理性骨折、脊髓压迫、骨放疗和骨手术[10]。"骨并发症"也在此后的骨转移药物治疗研究中更名为"骨相关事件"，后续获批用于治疗骨转移的唑来膦酸和地舒单抗，其关键研究的设计也均以SREs为终点。在2018年12月，美国食品药品管理局（Food and Drug Administration，FDA）发布的《肿瘤药物和生物制品临床试验终点行业指南》[11]中也正式将SREs这一复合终点作为症状性终点之一，用于评估骨转移的药物治疗的疗效。

专家共识——SREs的临床定义

病理性骨折：由于肿瘤进展引起骨质严重破坏，导致骨转移病灶处发生的骨折。

脊髓压迫：肿瘤椎体转移引起椎体骨折（或肿瘤增大直接压迫脊髓）所致的脊髓压迫（注：由特定肿瘤治疗引起的骨质疏松性椎体压缩性骨折压迫脊髓，不属于SREs）。

骨放疗：为减轻中重度骨痛（VAS评分≥4分）或预防和减轻脊髓压迫症状所行的放射治疗。

骨手术：为预防和治疗病理性骨折和脊髓压迫所行的骨科手术治疗。

SREs作为临床终点评估药物疗效，已经在目前的肿瘤临床诊疗中得到广泛使用。常见于乳腺癌和肺癌的溶骨性骨转移，由于骨质严重破坏导致结构不稳定，更容易发生SREs；以前列腺癌骨转移为代表的成骨性骨转移，破骨细胞也处于过度激活的状态，且由于肿瘤所致的病理性成骨中骨小梁结构紊乱，力学性能较正常骨质差，也有发生SREs的风险。早期研究中描述的乳腺癌和前列腺癌骨转移患者，在抗肿瘤治疗中如果不接受骨改良药物干预，在2年内发生SREs的比例分别为64%和49%，肺癌等其他实体瘤骨转移患者在9个月内发生SREs的比例为46%。值得注意的是，尽管抗肿瘤治疗在近年内进展迅速，各临床研究中报道的SREs数据仍与早期研究类似[12]。

SREs发生的时间和发生率在异质性明显的研究人群中差异化十分显著，但仍存在如下一些规律[13]。

（1）抗肿瘤治疗中肿瘤进展使患者更容易发生SREs。

（2）SREs经常在短期内接连发生，呈现"聚集现象*"。

（3）已经发生过SREs的患者更容易发生后续的SREs。

骨转移所致的骨骼病变及骨相关事件，不仅严重影响患者自主活动能力和生活质量，而且威胁患者的生存。例如，与无骨转移的患者相比，不合并SREs的乳腺癌骨转移者死亡风险增加3.9倍，合并SREs的死亡风险增加5.2倍；前列腺癌骨转移患者中，这2个数据分别为5.6倍和9.2倍。SREs对骨转移患者的生存影响是明显的[14]。

SREs作为临床研究终点不同于单一结局的临床研究终点，如总生存期（overall survival，OS）或无进展生存期（progress free survival，PFS）。单一事件的临床终点标志着肿瘤的进展和当前药物治疗的失败，发生后需要更换另一种治疗方案，但SREs的发生表现为反复发生的慢性过程，且存在"聚集现象"，故发生SREs后不应中止骨改良药物治疗[15-16]。在新一代的骨改良药物地舒单抗的关键研究中，也将"首次和随后SREs发生的时间"设为研究的次要终点，更加关注药物对患者发生后续SREs的预防作用。在使用骨改良药物控制肿瘤骨破坏的过程中，在发生首次SREs后继续治疗仍可使患者持续获益，延缓下一次SREs的发生[17]。

参考文献

[1] Sung H，Ferlay J，Siegel RL，et al. Global Cancer Statistics 2020: GLOBOCAN Estimates of Incidence and Mortality Worldwide for 36 Cancers in 185 Countries[J]. CA Cancer J Clin，2021，71(3)：209-249.

[2] Coleman RE. Clinical features of metastatic bone disease and risk of skeletal morbidity[J]. Clin Cancer Res，2006，12(20 Pt 2)：6243s-6249s.

[3] Weilbaecher KN，Guise TA，McCauley LK. Cancer to bone: a fatal attraction[J]. Nat Rev Cancer，2011，11(6)：411-425.

---

* 聚集现象并非指相互关联的两个事件，如发生病理性骨折后并行手术治疗。研究中规定相互关联的2个SREs事件仅会算作1次，且2次独立事件时间必须间隔21 d。

[4] Turpin A, Duterque-Coquillaud M, Vieillard MH. Bone Metastasis: Current State of Play[J]. Transl Oncol, 2020, 13(2): 308-320.

[5] Costa L, Badia X, Chow E, et al. Impact of skeletal complications on patients' quality of life, mobility, and functional independence[J]. Support Care Cancer, 2008, 16(8): 879-889.

[6] Coleman RE, Croucher PI, Padhani AR, et al. Bone metastases[J]. Nat Rev Dis Primers, 2020, 6(1): 83.

[7] Joeckel E, Haber T, Prawitt D, et al. High calcium concentration in bones promotes bone metastasis in renal cell carcinomas expressing calcium-sensing receptor[J]. Mol Cancer, 2014, 13: 42.

[8] Brylka LJ, Schinke T. Chemokines in Physiological and Pathological Bone Remodeling[J]. Front Immunol, 2019, 10: 2182.

[9] Roodman GD. Mechanisms of bone metastasis[J]. N Engl J Med, 2004, 350(16): 1655-1664.

[10] Hortobagyi GN, Theriault RL, Porter L, et al. Efficacy of pamidronate in reducing skeletal complications in patients with breast cancer and lytic bone metastases. Protocol 19 Aredia Breast Cancer Study Group[J]. N Engl J Med, 1996, 335(24): 1785-1791.

[11] Oncology Center of Excellence, Center for Biologics Evaluation and Research, Center for Drug Evaluation and Research. Clinical Trial Endpoints for the Approval of Cancer Drugs and Biologics: Guidance for Industry[EB/OL].(2018-12-19). Available online: https://www. fda.gov/regulatory-information/search-fda-guidance-documents/clinical-trial-endpoints-approval-cancer-drugs-and-biologics.

[12] Oster G, Lamerato L, Glass AG, et al. Natural history of skeletal-related events in patients with breast, lung, or prostate cancer and metastases to bone: a 15-year study in two large US health systems[J]. Support Care Cancer, 2013, 21(12): 3279-3286.

[13] Major PP, Cook R. Efficacy of bisphosphonates in the management of skeletal complications of bone metastases and selection of clinical endpoints[J]. Am J Clin Oncol, 2002, 25(6 Suppl 1): S10-S18.

[14] Sathiakumar N, Delzell E, Morrisey MA, et al. Mortality following bone metastasis and skeletal-related events among women with breast cancer: a population-based analysis of U.S. Medicare beneficiaries, 1999-2006[J]. Breast Cancer Res Treat, 2012, 131(1): 231-238.

[15] Miyashita H, Cruz C, Smith C. Risk factors of skeletal-related events in patients with bone metastasis from non-small cell lung cancer undergoing treatment with zoledronate-a post hoc analysis of a randomized clinical trial[J]. Support Care Cancer, 2021, 29(3): 1629-1633.

[16] Miyashita H, Cruz C, Malamud S. Risk factors for skeletal-related events in patients with bone metastasis from breast cancer undergoing treatment with zoledronate[J]. Breast Cancer Res Treat, 2020, 182(2): 381-388.

[17] Jiang Z, Tang ET, Li C, et al. What is the relationship between bone turnover markers and skeletal-related events in patients with bone metastases from solid tumors and in patients with multiple myeloma? A systematic review and meta-regression analysis[J]. Bone Rep, 2020, 12: 100272.

第二章　常见恶性肿瘤骨转移的诊断

确诊为恶性肿瘤的患者，一旦出现骨痛、病理性骨折、碱性磷酸酶升高、脊髓压迫或脊神经根压迫、高钙血症相关症状等临床表现，应进一步检查排除骨转移病变。对于某些具有发生骨转移的恶性肿瘤（如乳腺癌、肺癌和前列腺癌等中、晚期恶性肿瘤）高风险的患者，可考虑把排除骨转移的临床检查作为常规检查项目。骨转移筛查及检查方法主要是影像学筛查。骨转移的诊断强调规范化，临床应用中要注意哪些是筛查方法，哪些是确诊方法，根据医院的设备和技术选择恰当的方法。

一、影像学诊断

（一）X线

尽管目前有多种影像学检查方法可供选择[1]，常规X线检查仍是骨转移瘤最基本、最有意义的检查，X线片中肿瘤骨转移多表现为溶骨性病变，内科治疗有效时可逐渐成骨，成骨改变可作为判断内科治疗疗效的指标之一。但X线不是骨转移瘤敏感的检查方法，早期骨转移瘤的灵敏度低，常比放射性核素骨扫描（emission computed tomography，ECT）显示骨转移灶晚3~6个月，难以发现早期转移灶；只有当骨皮质破坏30%~50%或松质骨骨小梁破坏超过50%才能发现；对髓腔病变也不敏感，仅作为筛查骨转移瘤的基础方法，早期诊断的意义不大。

（二）CT

CT较常规X线片检测骨转移瘤的灵敏度更高，是对骨转移的诊断、骨质破坏程度评价较实用的工具。它可显示早期病变以及骨破坏的细微改变，更精确地显示骨质破坏及其周围软组织肿块；增强CT有助于显示骨转移瘤的血供特点、病变与周围神经、血管结构的关系，并且有助于判断脊柱的转移瘤组织是否突入椎管、压迫硬膜囊或神经根。CT对全身骨显像检查阳性而X线片阴性、有局部症状、疑有骨转移、磁共振成像（magnetic resonance imaging，MRI）禁忌的患者较有价值。而对于骨皮质的早期转移、髓腔内肿瘤侵犯的范围，CT诊断的敏感性较低[2]。

（三）MRI

MRI对于骨转移的诊断有较高的敏感性，但特异性不高，能通过多平面、多序列成像观察，更准确地显示转移侵犯部位、范围及周围软组织侵犯和脊髓压迫等情况；增强MRI有助于显示更多转移灶。MRI有优于全身骨显像的敏感性，可显示ECT无法显示的早期骨转移灶，尤其适用于检测脊柱的转移灶、伴有神经症状的患者。当怀疑骨转移，全身骨显像和X线片仍不能确定时，可行MRI检查提供诊断证据。此外，MRI对骨髓腔内的早期转移灶有很高的灵敏度，是评价骨转移骨髓内浸润的首选工具[3]；且MRI有助于骨转移与其他骨病变的鉴别，如感染性病变、良恶性骨折等；但MRI对于四肢长骨，尤其是皮质骨转移的作用有一定局限性[4]。

（四）ECT

目前ECT是骨转移首选的筛查方法，能够发现早期发生在骨骼中的成骨、溶骨或混合性骨转移灶，特别是对成骨性转移具有独特的优势，具有灵敏度高、全身骨组织一次成像不易漏诊的优点；但除骨转移瘤之外的其他骨病变也可以出现核素浓聚，呈现出假阳性，因此ECT诊断骨转移的特异度较低。肿瘤确诊时的分期检查，建议包括ECT，也就是说基线保留骨扫描检查，以后每年进行1次骨扫描监测，动态对比具有较强的临床意义[5]。

（五）PET–CT

PET-CT对骨转移有较高的灵敏度和特异度，^{18}F-脱氧葡萄糖（^{18}F-fluorode-oxyglucose，^{18}F-FDG）PET-CT对于溶骨及骨髓的转移最为敏感，而^{18}F-NaF PET-CT对于成骨性转移最为敏感，因此选择恰当的显像剂对于骨转移寡病灶的诊断更为重要[6]。^{18}F-FDG PET-CT不仅可以反映全身骨骼受累的情况，还可以评价肿瘤的全身分期情况，其缺点是价格相对昂贵。新型融合型显像设备PET/MRI集成了PET及多参数MRI的多重优势，可能会较PET-CT发现更多、更小或更早的骨转移病灶，但价格昂贵、临床普及性差，临床应用效价比有待进一步观察。综上所述，以上骨转移瘤的影像学检查方法中，ECT用于初筛，对ECT

检查阳性的部位行X线、CT和（或）MRI检查。X线片用于观察总体骨强度，CT用于评估骨破坏的范围协助确诊，MRI用于评估肿瘤病变范围和脊髓受压程度[7]。

二、病理学诊断

绝大多数有明确恶性肿瘤病史，伴有典型的骨转移影像学表现者可以直接诊断骨转移，但有几种情况需要进行骨活检[8]：①以骨科症状为首发表现，原发病灶不易取材；②肿瘤诊断明确，但仅出现孤立性骨破坏病灶，应积极进行活检，因为15%~18%的新发骨病变可能是非肿瘤病变；③骨病变的确诊决定治疗策略；④因为肿瘤的异质性，有时为了治疗需要，仍需要活检进行病理或分子分型，指导个体化的治疗。

骨活检注意事项：穿刺活检前应尽量行增强CT或MRI扫描，避开坏死区域取材且尽可能在溶骨性区域取材，以满足常规病理及分子病理学诊断的要求；为了明确诊断，骨活检应在任何治疗前进行；通常情况下，穿刺活检不会引起病理性骨折事件的发生；骨转移病灶的活检应遵循肌肉骨骼系统肿瘤活检取材的原则组织。

三、实验室检查

骨代谢的过程均会释放特异性的代谢标志物。反映溶骨性骨代谢的生化指标有Ⅰ型胶原碳端肽、Ⅰ型胶原交联N-末端肽（N-telopeptide of type I collagen，NTX）、Ⅰ型胶原交联C-末端肽（type I collagen carboxy-terminal peptide，CTX）、骨唾液酸糖蛋白等。反映成骨性骨代谢的生化指标有骨特异性碱性磷酸酶（bone alkaline phosphatase，BALP）、总碱性磷酸酶、Ⅰ型前胶原氮端前肽等。需要注意的是，骨代谢标志物的改变是全身骨代谢的综合体现，难以精确反映病变处的情况。因此，骨代谢标志物对骨转移诊断及病情监测有一定的价值，如碱性磷酸酶升高可作为肿瘤患者骨转移情况的辅助判断标准，但是目前该类指标尚不能作为骨转移诊断的可靠方法使用[9]。也有研究显示，骨代谢标志物对于判断骨转移患者的预后和SREs的发生有一定价值[10-11]。

参考文献

[1] Riccio AI, Wodajo FM, Malawer M. Metastatic carcinoma of the long bones[J]. Am Fam Physician, 2007, 76(10): 1489-1494.

[2] Scutellari PN, Addonisio G, Righi R, et al. Diagnostic imaging of bone metastases[J]. Radiol Med, 2000, 100(6): 429-435.

[3] Söderlund V. Radiological diagnosis of skeletal metastases[J]. Eur Radiol, 1996, 6(5): 587-595.

[4] Gosfield E 3rd，Alavi A，Kneeland B. Comparison of radionuclide bone scans and magnetic resonance imaging in detecting spinal metastases[J]. J Nucl Med，1993，34(12)：2191-2198.

[5] Ito S，Kato K，Ikeda M，et al. Comparison of 18F-FDG PET and bone scintigraphy in detection of bone metastases of thyroid cancer[J]. J Nucl Med，2007，48(6)：889-895.

[6] Erturan S，Yaman M，Aydin G，et al. The role of whole-body bone scanning and clinical factors in detecting bone metastases in patients with non-small cell lung cancer[J]. Chest，2005，127(2)：449-454.

[7] Even-Sapir E. PET/CT in malignant bone disease[J]. Semin Musculoskelet Radiol，2007，11(4)：312-321.

[8] Mitsuyoshi G，Naito N，Kawai A，et al. Accurate diagnosis of musculoskeletal lesions by core needle biopsy[J]. J Surg Oncol，2006，94(1)：21-27.

[9] Coleman RE，Croucher PI，Padhani AR，et al. Bone metastases[J]. Nat Rev Dis Primers，2020，6(1)：83.

[10] Brown JE，Cook RJ，Major P，et al. Bone turnover markers as predictors of skeletal complications in prostate cancer，lung cancer，and other solid tumors[J]. J Natl Cancer Inst，2005，97(1)：59-69.

[11] Jiang Z，Tang ET，Li C，et al. What is the relationship between bone turnover markers and skeletal-related events in patients with bone metastases from solid tumors and in patients with multiple myeloma? A systematic review and meta-regression analysis[J]. Bone Rep，2020，12：100272.

第三章　恶性肿瘤骨转移的治疗

一、治疗目标

（1）控制肿瘤骨转移进展。

（2）阻断肿瘤诱导、破骨细胞介导的骨破坏。

（3）避免重要结构（承重骨）、器官（如脊髓）受到不可恢复的损害。

（4）对已经存在的骨破坏进行修复。

（5）提高患者生活质量，为肿瘤治疗和患者护理创造条件。

二、治疗方法推荐

为治疗恶性肿瘤骨转移，提高患者生活质量及控制肿瘤病情进展，常常需要采取多种方法综合治疗。治疗恶性肿瘤骨转移的基本方法包括抗肿瘤治疗、镇痛治疗、骨改良药物治疗、放射治疗和手术治疗等，其他方法包括对症支持与康复治疗。随着内科治疗的进展，外科治疗可以根据该肿瘤对内科疗效的反应做出具体的评估和调整。总体原则为预防和治疗骨折，防止截瘫，提高生活质量。骨转移治疗方案制定的基本原则为明确治疗目标，个体化综合治疗，动态评估病情及调整治疗方案。

（一）抗肿瘤治疗

对于预期抗肿瘤治疗有效的患者，应根据病情进行合理的抗肿瘤治疗，包括免疫治疗、化学治疗（化疗）、内分泌及分子靶向治疗。具体抗肿瘤治疗选择可参考本共识各论及推荐的相关肿瘤治疗指南。

（二）镇痛治疗

骨痛是许多肿瘤骨转移患者的主要症状。持续有效地缓解骨痛是恶性肿瘤骨转移治疗目标之一。骨转移疼痛治疗秉持综合治疗的原则，根据患者的病情和身体状况，选择恰当的止痛治疗手段，及早、持续、有效地消除疼痛，预防和控制药物的不良反应，减少疼痛和有关治疗带来的心理负担，提高患者生活质量。镇痛药物是骨转移疼痛治疗的关键及基础性治疗用药[1]。尽管缓解骨疼痛的治疗方法多种多样，如骨改良药物和放射治疗对于缓解骨痛也有一定作用，但是镇痛药物治疗在骨疼痛治疗中，具有不可取代的作用。

WHO的癌症三阶梯镇痛治疗的五项基本原则为口服及无创途径给药、按阶梯给药、按时给药、个体化给药、注意具体细节。应针对患者的疼痛程度选择不同阶梯的镇痛药物。常用镇痛药包括非甾体抗炎药、阿片类镇痛药及辅助用药三大类。非甾体抗炎药及阿片类镇痛药是缓解骨转移疼痛的主要药物。辅助用药包括抗抑郁药、抗惊厥药、N-甲基-D-天冬氨酸受体（N-methyl-D-aspartate receptor，NMDAR）拮抗药、糖皮质激素类、α2肾上腺素能受体激动药等。辅助用药适于与非甾体抗炎药和（或）阿片类镇痛药联合应用，用于进一步增强缓解神经病理性疼痛等特殊类型疼痛的效果。

轻度疼痛：选择非甾体抗炎药，或选择含有阿片类和非甾体抗炎药的复方制剂。酌情联合应用辅助药物。

中度疼痛：选择阿片类镇痛药，如可待因、双氢可待因，同时给予非甾体抗炎药，或阿片类及非甾体抗炎药复方制剂。当非甾体抗炎药用药剂量超过或接近限制剂量时，建议只增加阿片类镇痛药的用药剂量。酌情联合应用辅助药物。

重度疼痛：选择强阿片类镇痛药，如吗啡即释片、吗啡缓释片或羟考酮缓释片、芬太尼透皮贴剂。同时给予非甾体抗炎药，或阿片类及非甾体抗炎药复方制剂。根据病情将阿片类镇痛药剂量调整至最佳镇痛的安全用药剂量。酌情联合应用辅助药物。

（三）骨改良药物治疗

针对破骨细胞的骨改良药物可以降低实体瘤骨转移和多发性骨髓瘤患者发生SREs的风险。近年抗肿瘤治疗进展显著，骨改良药物带来的治疗获益仍然显著[2]。除了降低SREs风险，骨改良药物还可以延缓骨痛的发生和进展，减少阿片类镇痛药物的使用，更有助于改善患者生活质量。

（1）双膦酸盐。双膦酸盐类药物是无机焦磷酸盐的类似物，在进入人体后会选择性沉积在骨质，通过破骨细胞骨吸收的过程进入破骨细胞内，通过阻断甲羟戊酸途径抑制破骨细胞的功能[3]。双膦酸盐通过抑制破骨细胞介导的骨吸收作用，减轻骨疼痛，降低发生SREs的风险。荟萃分析结果显示：双膦酸盐可以显著降低骨转移患者发生椎体骨折、非椎体骨折、复合型骨折、高钙血症等SREs的风险。根据研发时间，可将双膦酸盐类药物分为一代、二代和三代。第一代双膦酸盐以氯屈膦酸为代表；第二代是含氮的双膦酸盐，以帕米膦酸、阿仑膦酸为代表；第三代包括具有含氮杂环结构的唑来膦酸和含氮不含其他杂环结构的伊班膦酸。其中二代帕米膦酸、三代依班膦酸和唑来膦酸是目前临床常用的含氮双膦酸盐类药物，相较一代双膦酸盐有更强的破骨细胞抑制作用。帕米膦酸和依班膦酸已经被FDA获批用于治疗乳腺癌骨转移和多发性骨髓瘤患者，仅有唑来膦酸获批用于去势抵抗性前列腺癌（castration-resistant prostate cancer，CRPC）和其他实体瘤骨转移患者的治疗。

（2）地舒单抗。地舒单抗是一种全人源IgG2单克隆抗体，可选择性和高亲和性结合RANKL，阻断肿瘤骨转移和多发性骨髓瘤引起的破骨细胞过度分化和激活，打破肿瘤转移的恶性循环过程，减少肿瘤引起的骨破坏，如图3-1所示，进而预防和减少SREs的发生，提高患者生活质量。

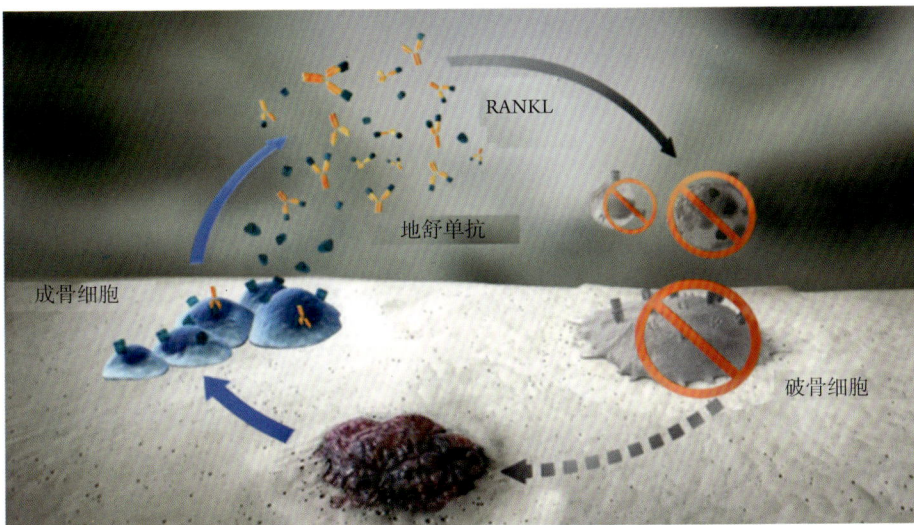

图3-1　抑制RANKL通路打破肿瘤骨转移的恶性循环过程

3项分别在乳腺癌骨转移、去势抵抗性前列腺癌（CRPC）骨转移及其他实体瘤骨转移和多发性骨髓瘤患者中开展的大型RCT研究已经证实，地舒单抗是目前疗效最强的破骨细胞抑制药。通过对3项研究中5 732例患者的汇总分析，证明地舒单抗相较唑来膦酸能显著推迟首次SREs发生时间8.2个月（27.66个月

vs 19.45个月），地舒单抗组首次及随后SREs发生的时间显著迟于唑来膦酸组，风险降低18%。无论美国东部肿瘤协作组（Eastern Cooperative Oncology Group，ECOG）评分如何，骨转移数量多少，内脏转移与否，uNTx水平高低，地舒单抗组均显著优于唑来膦酸组[4]。一项回顾性研究显示，原本使用双膦酸盐的患者换用地舒单抗后可推迟SREs的再次发生。目前关于换药是否获益还有待更多的临床研究数据的证实[5]。地舒单抗长期用药安全性良好，若患者预期生存>3个月，推荐长期使用，可持续获益。已有研究显示，更长的用药时间可降低停药后SREs的发生风险[6]。地舒单抗通过人体网状内皮系统代谢，不影响基础抗肿瘤治疗药物的使用，可与内分泌治疗、化疗、免疫治疗和靶向治疗等联合使用。目前已有基础研究结果显示，抑制RANKL通路可改善免疫检查点抑制药治疗的疗效[7]，相关临床研究已在进行中[8]。

专家共识——骨改良药物的临床应用推荐

推荐药物：地舒单抗、唑来膦酸（帕米膦酸、依班膦酸）。

起始时间：实体瘤骨转移或多发性骨髓瘤确诊。

使用方法：

帕米膦酸90 mg，静脉滴注>2 h，每3~4周重复；

唑来膦酸4 mg，静脉滴注>15 min，每3~4周重复；

伊班膦酸6 mg，静脉滴注>2 h，每3~4周重复；

地舒单抗120 mg，皮下注射，每4周给药1次。

使用时长：若患者预期生存>3个月，且经评估无影响药物使用的安全性问题，推荐持续使用。

骨改良药物的不良反应中常见的是可在短期内耐受的轻度不良反应，如疲劳、不适、头痛、肌痛、关节痛、骨痛、体温升高等流感样症状。不同类型的骨改良药物急性期反应的发生率不同，地舒单抗的发生率低于双膦酸盐类药物[4]。急性期反应通常在首次接受治疗时常见，后续接受治疗时较少见。目前，针对急性期反应的处理以对症治疗为主。非甾体抗炎药常用于缓解唑来膦酸引起的发热、头痛或骨骼肌肉疼痛[9]。

静脉双膦酸盐类药物可能影响肾功能，肌酐清除率<60 mL/min的患者用药时应注意调整剂量，肌酐清除率<30 mL/min时应避免使用双膦酸盐；地舒单抗不经过肾脏代谢，肾功能不全的患者也可以安全使用。对于肿瘤患者需要特别注意，顺铂等抗肿瘤药物、非甾体类抗炎药物等都对肾功能有损伤。选择骨靶向药物时，更需要避免联合对肾功能损伤加重的药物。

低钙血症也是使用骨改良药物过程中应关注的不良反应，常见为无症状低钙血症。用药前应纠正原有的低钙血症，用药时建议每日补充400 IU维生素D

和500 mg钙，降低低钙血症的发生风险。用药时注意监测血钙水平，肾功能受损的患者，低钙血症风险增高，应该更严密监测这部分患者的血钙。

颌骨坏死（osteonecrosis of the jaw，ONJ）是骨改良药物使用的严重不良反应。目前ONJ的发病机制不明，可能与颌骨部位骨代谢旺盛，下颌骨部位血液供应较差有关。ONJ发生的危险因素除应用骨改良药物之外，还包括免疫抑制剂、血管生成抑制剂、应用全身性糖皮质激素、糖尿病、牙龈感染、侵袭性牙科手术等[10-12]。ONJ的发生率随骨改良药物用药时长的增加而上升，用药时间每延长一年，发生ONJ的风险约增加1%[13]。用药前进行牙科检查和牙科手术、控制口腔感染并完善患者教育，用药时保持口腔卫生、避免侵入性口腔操作等方式都可减少ONJ的发生[14]。骨改良药物的相关研究见表3-1。

表3-1 骨改良药物的研究汇总（SREs为终点）

研究	样本量	发生SREs的患者比例	首次SREs发生时间
乳腺癌			
帕米膦酸 vs 安慰剂[15]	382	帕米膦酸：43% 安慰剂：56% （P=0.008）	帕米膦酸：13.1个月 安慰剂：7.0个月 （P=0.005）
唑来膦酸 vs 帕米膦酸[16]	1 648	唑来膦酸：44% 帕米膦酸：46% （P>0.05）	唑来膦酸：373天 帕米膦酸：363天 （P>0.05）
地舒单抗 vs 唑来膦酸[17]	2 046	地舒单抗：31% 唑来膦酸：36% （P=0.006）	唑来膦酸：26.4个月 地舒单抗：未报道 （P<0.001）
去势抵抗性前列腺癌			
唑来膦酸 vs 安慰剂[18]	643	唑来膦酸：33.2% 安慰剂：44.2% （P=0.021）	唑来膦酸：未获得数据 安慰剂：321天
地舒单抗 vs 唑来膦酸[19]	1 904	地舒单抗：36% 唑来膦酸：41% （P值未报道）	地舒单抗：20.7个月 唑来膦酸：17.1个月 （P<0.001）
肺癌和其他实体瘤			
唑来膦酸 vs 安慰剂[20]	773	唑来膦酸：39% 安慰剂：46% （P=0.127）	唑来膦酸：236天 安慰剂：155天 （P=0.009）
地舒单抗 vs 唑来膦酸[21]	1 597	未报道	地舒单抗：21.4个月 唑来膦酸：15.4个月 （P=0.017）

注：SREs，骨相关事件。

（四）放射治疗

放射治疗的总体目标是预防或减轻因骨转移病灶带来的症状或功能障碍。骨疼痛是骨转移的常见症状，也是影响患者生活质量及活动能力的主要原因之一。增加单次剂量，减少照射次数，追求更高的生物等效剂量（biological equivalent dose，BED）是过去20年骨转移放射治疗策略的主要演变，尤其对来源于乳腺、前列腺恶性肿瘤等增殖能力相对较弱而修复能力相对较强的原发肿瘤的骨转移，单次增高剂量可以有效克服肿瘤细胞的放射抵抗性，从而呈现更高的生物效应。高剂量照射在骨转移的抗肿瘤机制中还体现为细胞毒效应损伤血管内皮细胞，并抑制系列炎性因子，重塑内环境，抑制破骨细胞的活性。上述各个效应均可减轻骨转移带来的疼痛，尤其是内环境的重塑早于影像可见的再成骨，所以临床上会观察到疼痛的改善和影像评估的变化并非同步。物理精确度越来越高的放射治疗技术也为单次高剂量的照射提供了技术保障。

虽然转移性肿瘤的治疗难以追求治愈，但对于乳腺癌、支气管肺癌、前列腺癌和鼻咽癌等骨转移好发的肿瘤，由于实体瘤的综合治疗手段不断丰富，同时辅以有效的骨改良药物，患者生存预后存在差异。所以根据总体预后差异，可以将骨转移放射治疗的目标分为两个大类：一类为姑息减症型，目标为迅速缓解疼痛和（或）神经压迫症状，适用于预后差，预计生存时间不超过半年，甚至不超过3个月的患者；另外一类为根治剂量型，针对预后良好，转移灶负荷低或者仅为寡转移以及在有效的全身治疗下疾病控制良好的患者，此类患者需要追求的是尽可能高的BED，如有可能，争取达到75 Gy或更高。对于上述2个不同治疗目标患者推荐的照射靶区和剂量分割见表3-2。

脊椎、股骨等负重部位骨转移并发病理性骨折的危险性约为30%，病理性骨折可显著影响患者的生活质量和生存时间。放射治疗用于恶性肿瘤骨转移治疗的主要作用是可以有效缓解骨疼痛、减少病理性骨折的风险，建议对上述骨转移部位患者综合评估病理性骨折风险，从而选择合理、及时的手术联合放疗策略。联合针对原发肿瘤特定生物亚型的抗肿瘤治疗药物和骨改良药物，可以显著提高治疗有效性。

立体定向放射治疗等特殊的高度适形放射治疗技术，较传统放射治疗的优势在于，可提供迅速跌落剂量分布，实现更好地保护邻近转移灶的关键器官的作用，主要的适应证为脊柱转移，对于因症状反复而需要再次治疗的患者更有优势。精确照射技术的应用对体位固定的稳定性、靶区勾画的合理性要求都更高，必须在严格质量控制的前提下谨慎实施。

骨转移的手术治疗，尤其是脊柱转移的后凸成形术和椎体成形术，可以在短期内迅速增加脊柱稳定性，并不是姑息放疗的禁忌证，但是两者的时间配合目前尚缺乏足够的临床资料来形成共识。

表3-2　对于不同治疗目标实体瘤骨转移推荐的外照射体积-剂量

靶区范围	剂量推荐	适用人群	技术要求
接近根治剂量的骨转移高姑息治疗			
完整的骨转移灶	不同分割剂量，达到BED 60 Gy及以上	预期生存3年以上，或寡转移，靶区可以避开脊髓等限量器官	立体定向放疗等精准放疗技术
完整的骨转移灶	15~22 Gy/1次，或30~45 Gy/3次	预期生存2年及以上，或寡转移，靶区可以避开脊髓等限量器官	立体定向放疗
有症状的骨转移灶，如果有小范围软组织侵犯，则同时包括该区域	35~40 Gy/10~13次（含脊柱），50 Gy/15~20次（不含脊柱）	预期生存1年及以上，综合治疗需要综合考量骨髓功能	三维适形、IMRT或VMAT技术
姑息减症放疗			
有症状的骨转移灶+软组织侵犯范围（如有）	8 Gy/1次	预期生存时间3个月左右，或需要紧急止痛为综合治疗创造条件	三维适形、IMRT或VMAT技术
有症状的骨转移灶+软组织侵犯范围（如有）	20 Gy/5次或30 Gy/10次	预期生存时间3~6个月，或需要紧急止痛为综合治疗创造条件	三维适形、IMRT或VMAT技术

注：IMRT，intensity modulated radiotherapy，调强放疗；VMAT，volumetric modulated arc therapy，弧形调强放疗。

放射性核素治疗俗称"内放射"，指通过静脉注射高度亲骨的放射性核素药物，在骨转移病灶内通过放射性核素药物的衰变而产生的生物吸收剂量，来发挥抗肿瘤作用。放射性核素治疗对于溶骨病灶能发挥一定的缓解作用，主要适用于骨转移病灶分布过于广泛，外照射难以对有症状的部位一一实现的患者，对缓解疼痛有一定疗效。但是放射性核素治疗后骨髓抑制发生率较高，而且恢复周期较长，因此，放射性核素治疗前应充分考虑选择合适的病例和恰当的时机，临床应慎用。

放射治疗虽然是缓解症状性骨转移重要的局部治疗手段，但是通过射线发挥抗肿瘤作用并达到一定的骨修复程度才能显示症状的减轻，因此放射治疗不能替代骨改良药和镇痛药物治疗。对于症状没有得到明确缓解，或治疗不能完全控制疼痛的患者，仍然需要根据三阶梯原则给予镇痛药物治疗。

（五）手术治疗

恶性肿瘤骨转移外科治疗的原则包括以下几点[22]。

（1）治疗目标：缓解疼痛，保留活动性和功能性以及改善生活质量；防止或延迟骨相关事件的发生；治疗骨相关事件。

视不同情况而定，将控制恶性肿瘤发展并延长患者生存时间作为长期治疗目标。

（2）专科评估标准：骨肿瘤专科重点评估骨相关事件的发生概率及后果，包括骨痛、病理性骨折、脊柱压缩性骨折、脊髓神经压迫风险，脊柱稳定性评估等。常用来评估骨折风险的评分系统为Mirels评分量表（表3-3），评估脊髓受压情况的评分系统为脊柱转移瘤脊髓受压ESCC分级[23]（图3-2）。

表3-3 Mirels评分量表

病变类型	病变大小	部位	疼痛程度
成骨型	<周径1/3	上肢	轻度
混合型	周径1/3~2/3	下肢	中度
溶骨型	>周径2/3	转子周围	重度

注：Mirels评分总分为12分，评分≤7分表明病理性骨折风险较低（4%），不建议手术治疗；8分时骨折风险为15%，而9分时骨折风险达到33%，当评分≥9分时应进行预防性内固定。

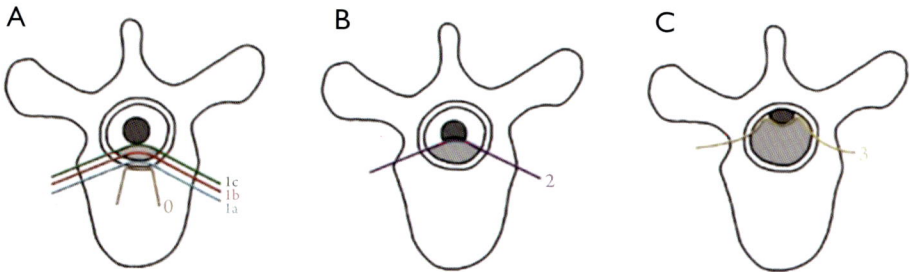

0表示仅骨骼疾病；1a表示硬膜外受压，无变形；1b表示硬膜囊变形，无脊髓挤压；1c表示硬膜囊变形，有脊髓挤压，无脊髓受压；2表示脊髓受压，有脑脊液可见；3表示脊髓受压，脊髓周围无脑脊液。

图3-2　脊柱转移瘤脊髓受压ESCC分级示意图

脊柱稳定性的评估推荐采用脊柱肿瘤不稳定评分（spinal instability neoplastic score，SINS）系统[24]，神经功能障碍的评估推荐采用美国脊柱损伤协会（American Spinal Injury Association，ASIA）脊髓损伤分级标准[25]。

（3）适应证。①承重长骨外科治疗的适应证：极有可能发生骨折；已经发生骨折；损伤灶直径>2.5 cm；损伤超过骨皮质的50%；完全性溶骨；承重骨疼痛；放射治疗引起的疼痛。骨科手术在发生病理性骨折之前进行，能明显改善患者生活质量并帮助缓解由骨折引起的痛苦。预防性骨折内固定术比传统骨折治疗更为简单和安全。病理性骨折风险预计评分能指导预防性骨折内固定术操作的完成，得分≤7时不应考虑进行手术，而得分>7提示病理性骨折风险高，即为手术治疗的适应证（表3-3）。②脊柱转移外科治疗的适应证：脊髓和神经功能受损；脊柱不稳定；脊椎压缩骨折；疼痛。③骨盆转移外科治疗的适应证：髋臼周围溶骨可能或已经发生病理性骨折；经药物或放疗治疗无效的难治性疼痛。

（4）禁忌证。以下几种情况不应寻求骨科手术治疗：对放射疗法和化学疗法不敏感的高度恶性浸润性原发肿瘤患者；原发肿瘤治疗后预期无肿瘤生存时间不足3个月；多发性骨组织破坏（如肝脏、大脑等）；转移至多个器官；多发性骨原性转移；非承重骨骼溶骨或混合性转移（如腓骨、肋骨、胸骨和锁骨等）；暂时没有骨折风险的主要长骨溶骨损伤；髂骨翼、前骨盆和肩胛骨的损伤；一般状况不良，存在手术禁忌证。

（5）外科治疗要点。综合评估患者肿瘤类型、内科治疗反应、转移瘤部位及范围，以及放疗会诊意见，权衡外科手术并发症及风险与局部及生存获益。①长骨转移外科治疗的关键点：坚固而稳定的内植入物；固定所有薄弱的骨骼区域；大范围肿瘤切除术；修复植入物的有效期应长于患者的期望寿命。②内植入物的选择：距关节表面较远的转移瘤病灶选择内固定术；关节附近的转移瘤病灶选择关节重建术。③脊柱转移外科治疗的关键点：鉴于目前内科为主的综合治疗手段明显进步，以及放疗技术的进步，脊柱转移瘤的治疗更倾向于微创，重点在于缓解脊髓受压和神经症状，针对肿瘤转移的范围和肿瘤的分期的评估推荐采用Tokuhashi改良评分系统[26-27]，基于神经病学、肿瘤学、生物力学、全身系统情况（neurological，oncological，mechanical，systemic，NOMS）治疗决策框架[28]和基于肿瘤部位、生物力学、神经病学、肿瘤学、治疗反应性（location，mechanical，neurological，oncological，patient fitness prognosisresponse to prior therapy，LMNOP）评价系统[29-30]较其他评估系统增加了对肿瘤放疗敏感性的分类。根据不同的评估情况严格掌握适应证，选择全脊椎切除术、脊柱转移瘤分离手术、微创椎体成型术等[31]。④骨盆恶性转移外科手术治疗的关键点：对于不涉及髋臼的骨盆转移瘤，大多数可考虑全身治疗和放疗；对于难以缓解的疼痛，可以局部切除或局部灭活的姑息手术治疗；对于涉及髋臼的转移瘤，根据Harrington分型进行手术方式的选择。

（六）对症支持治疗

对症支持治疗遵循晚期恶性肿瘤姑息治疗的基本原则，针对骨转移及其并发症等病情给予对症处理及最佳支持治疗。积极缓解肿瘤及骨转移所致躯体症状，提供心理及精神支持治疗，改善患者的功能状态和生活质量。预防和治疗骨转移患者因活动受限而长期卧床或活动减少所引起的各种病变或伴随症状，提高个体活动能力，帮助患者恢复骨骼自主活动功能及生活自理能力。指导恶性肿瘤骨转移患者在日常活动中注意避免对骨骼影响较大的动作，以降低发生病理性骨折的风险。例如，活动时避免突然扭转脊柱或肢体，避免负重及提重物，预防跌倒（包括必要的装置配备和改装等）。对于床上翻身、身体转移和站立行走等日常生活活动能力部分受限的患者，需要医疗陪护人员辅助，必要时配置支具及矫形支具等康复器具，帮助患者适当增加活动能力。卧床不起的患者可酌情进行适当的床上活动。

参考文献

[1] WHO. WHO Guidelines for the Pharmacological and Radiotherapeutic Management of Cancer Pain in Adults and Adolescents[M]. Geneva：World Health Organization，2018.

[2] von Moos R，Costa L，Gonzalez-Suarez E，et al. Management of bone health in solid tumours：From bisphosphonates to a monoclonal antibody[J]. Cancer Treat Rev，2019，76：57-67.

[3] Roelofs AJ，Thompson K，Gordon S，et al. Molecular mechanisms of action of bisphosphonates: current status[J]. Clin Cancer Res，2006，12(20 Pt 2)：6222s-6230s.

[4] Lipton A，Fizazi K，Stopeck AT，et al. Superiority of denosumab to zoledronic acid for prevention of skeletal-related events：a combined analysis of 3 pivotal，randomised，phase 3 trials[J]. Eur J Cancer，2012，48(16)：3082-3092.

[5] Mjelstad A，Zakariasson G，Valachis A. Optimizing antiresorptive treatment in patients with bone metastases：time to initiation，switching strategies，and treatment duration[J]. Support Care Cancer，2019，27(10)：3859-3867.

[6] Cheng X，Wei J，Ge Q，et al. The optimized drug delivery systems of treating cancer bone metastatic osteolysis with nanomaterials[J]. Drug Deliv，2021，28(1)：37-53.

[7] van Dam PA，Verhoeven Y，Trinh XB，et al. RANK/RANKL signaling inhibition may improve the effectiveness of checkpoint blockade in cancer treatment[J]. Crit Rev Oncol Hematol，2019，133：85-91.

[8] Ahern E，Cubitt A，Ballard E，et al. Pharmacodynamics of Pre-Operative PD1 checkpoint blockade and receptor activator of NFkB ligand (RANKL) inhibition in non-small cell lung cancer (NSCLC)：study protocol for a multicentre，open-label，phase 1B/2，translational trial (POPCORN)[J]. Trials，2019，20(1)：753.

[9] 韩耕愚，李润庭，宋纯理.静脉注射唑来膦酸所致急性期反应及他汀的预防作用[J].中华骨质疏松和骨矿盐疾病杂志，2020，13(1)：61-67.

[10] Drozdzowska B. Osteonecrosis of the jaw[J]. Endokrynol Pol，2011，62(1)：88-92.

[11] Ruggiero SL，Dodson TB，Assael LA，et al. American Association of Oral and Maxillofacial Surgeons position paper on bisphosphonate-related osteonecrosis of the jaws--2009 update[J]. J Oral Maxillofac Surg，2009，67(5 Suppl)：2-12.

[12] Marx RE，Sawatari Y，Fortin M，et al. Bisphosphonate-induced exposed bone (osteonecrosis/osteopetrosis) of the jaws：risk factors，recognition，prevention，and treatment[J]. J Oral

Maxillofac Surg,2005,63(11):1567-1575.

[13] Saad F, Brown JE, Van Poznak C, et al. Incidence, risk factors, and outcomes of osteonecrosis of the jaw: integrated analysis from three blinded active-controlled phase III trials in cancer patients with bone metastases[J]. Ann Oncol,2012,23(5):1341-1347.

[14] Nicolatou-Galitis O, Schiødt M, Mendes RA, et al. Medication-related osteonecrosis of the jaw: definition and best practice for prevention, diagnosis, and treatment[J]. Oral Surg Oral Med Oral Pathol Oral Radiol,2019,127(2):117-135.

[15] Hortobagyi GN, Theriault RL, Porter L, et al. Efficacy of pamidronate in reducing skeletal complications in patients with breast cancer and lytic bone metastases. Protocol 19 Aredia Breast Cancer Study Group[J]. N Engl J Med,1996,335(24):1785-1791.

[16] Rosen LS, Gordon D, Kaminski M, et al. Zoledronic acid versus pamidronate in the treatment of skeletal metastases in patients with breast cancer or osteolytic lesions of multiple myeloma: a phase III, double-blind, comparative trial[J]. Cancer J,2001,7(5):377-387.

[17] Stopeck AT, Lipton A, Body JJ, Denosumab compared with zoledronic acid for the treatment of bone metastases in patients with advanced breast cancer: a randomized, double-blind study[J]. J Clin Oncol,2010,28(35):5132-5139.

[18] Saad F, Gleason DM, Murray R, et al. A randomized, placebo-controlled trial of zoledronic acid in patients with hormone-refractory metastatic prostate carcinoma[J]. J Natl Cancer Inst,2002,94(19):1458-1468.

[19] Fizazi K, Carducci M, Smith M, et al. Denosumab versus zoledronic acid for treatment of bone metastases in men with castration-resistant prostate cancer: a randomised, double-blind study[J]. Lancet,2011,377(9768):813-822.

[20] Rosen LS, Gordon D, Tchekmedyian S, et al. Zoledronic acid versus placebo in the treatment of skeletal metastases in patients with lung cancer and other solid tumors: a phase III, double-blind, randomized trial——the Zoledronic Acid Lung Cancer and Other Solid Tumors Study Group[J]. J Clin Oncol,2003,21(16):3150-3157.

[21] Henry D, Vadhan-Raj S, Hirsh V, et al. Delaying skeletal-related events in a randomized phase 3 study of denosumab versus zoledronic acid in patients with advanced cancer: an analysis of data from patients with solid tumors[J]. Support Care Cancer,2014,22(3):679-687.

[22] Yu S, Jiang Z, Zhang L, et al. Chinese expert consensus statement on clinical diagnosis and treatment of malignant tumor bone metastasis and bone related diseases[J]. The Chinese-German Journal of Clinical Oncology,2010,9(1):1-12.

[23] Bilsky MH, Laufer I, Fourney DR, et al. Reliability analysis of the epidural spinal cord compression scale[J]. J Neurosurg Spine,2010,13(3):324-328.

[24] Fisher CG, DiPaola CP, Ryken TC, et al. A novel classification system for spinal instability in neoplastic disease: an evidence-based approach and expert consensus from the Spine Oncology Study Group[J]. Spine (Phila Pa 1976),2010,35(22):E1221-E1229.

[25] Barzilai O, Fisher CG, Bilsky MH. State of the Art Treatment of Spinal Metastatic Disease[J]. Neurosurgery,2018,82(6):757-769.

[26] Tokuhashi Y, Matsuzaki H, Oda H, et al. A revised scoring system for preoperative evaluation of metastatic spine tumor prognosis[J]. Spine (Phila Pa 1976),2005,30(19):2186-2191.

[27] Tokuhashi Y，Matsuzaki H，Toriyama S，et al. Scoring system for the preoperative evaluation of metastatic spine tumor prognosis[J]. Spine (Phila Pa 1976)，1990，15(11)：1110-1113.

[28] Laufer I，Rubin DG，Lis E，et al. The NOMS framework：approach to the treatment of spinal metastatic tumors[J]. Oncologist，2013，18(6)：744-751.

[29] Shah AN，Pietrobon R，Richardson WJ，et al. Patterns of tumor spread and risk of fracture and epidural impingement in metastatic vertebrae[J]. J Spinal Disord Tech，2003，16(1)：83-89.

[30] Paton GR，Frangou E，Fourney DR. Contemporary treatment strategy for spinal metastasis：the "LMNOP" system[J]. Can J Neurol Sci，2011，38(3)：396-403.

[31] 中华医学会骨科学分会骨肿瘤学组. 脊柱转移瘤外科治疗指南[J]. 中华骨科杂志，2019，39(12)：717-726.

第四章　恶性肿瘤骨转移相关的高钙血症的诊断和治疗

一、诊断

（一）临床表现

神经系统功能紊乱：嗜睡、意识模糊、反射减弱、肌无力、震颤、冷漠或焦虑不安，严重时可能出现反应迟钝和昏迷。

肾功能紊乱：烦渴、多尿、肾功能不全。

胃肠道功能紊乱：厌食、恶心、呕吐、腹痛、便秘，严重时可发生肠梗阻。

高钙血症可导致严重脱水、氮质血症、精神呆滞、昏迷、心律失常或心脏停搏，进而发生猝死。

（二）实验室检查

血清总钙值的正常范围（经人血白蛋白浓度校正）为2.0~2.7 mmol/L（8.0~10.8 mg/dL）。经人血白蛋白浓度校正计算后，当血清总钙值超过2.75 mmol/L（11 mg/dL），则判断为高钙血症。

高钙血症患者的生化检查结果还经常出现碱性磷酸酶水平增高、血清尿素氮和肌酐水平增高、低血钾、低氯性碱中毒、血清磷的浓度多变（但明显升高较少见）。

二、治疗

通常对于轻度高钙血症，一般不采取控制血钙的措施。对于有症状、体征的中、重度高血钙患者，需立即治疗。双膦酸盐是目前治疗高钙血症的有效治疗方法，推荐及时应用。

高钙血症可危及生命，因此需及时治疗。主要治疗方法如下。

（一）补液

补充足量的水分，可以恢复血容量，增加肾小球滤过率，抑制肾小管对钙的重吸收。补充水分，争取每日尿量达3~4 L。同时注意维持水、电解质平衡。

（二）利尿

在补充水分的同时，应注意合理使用利尿药。当补液使患者的血容量恢复正常时，给予呋塞米等利尿药有助于利尿，并可阻断肾小管对钙的重吸收。例如：静脉注射呋塞米40~80 mg，必要时重复用药。避免使用可增加钙重吸收的噻嗪类利尿药。

（三）限制钙摄入

避免摄入含钙量高的食品，避免补充维生素D。

（四）抑制破骨细胞活性

骨改良药物是控制恶性高钙血症的有效药物，出现中重度高钙血症可作为首选治疗方法。对于血清校正钙值≥3.0 mmol/L（12 mg/dL）的高钙血症患者，唑来膦酸推荐剂量为4 mg，静脉输注时间不少于15 min。给药前，应该检测患者的血清肌酐水平，并评估患者水化状态，保持每天尿量达2 L。对于肾功能不全或无法控制双膦酸盐的高钙血症患者，推荐皮下注射地舒单抗120 mg。

降钙素也可用于治疗高钙血症。用法：100~400 IU，静脉或皮下注射，每日4次。降钙素缓解高钙血症起效较快，但疗效不及骨改良药物。扩容、促尿钙排泄等其他方法也是缓解高钙血症的简易方法，建议根据病情选择综合治疗。

（五）血液或腹膜透析

当患者合并肾功能不全时，行血液或腹膜透析治疗可解救患者的高钙血症危象。

（六）抗肿瘤治疗

当抗癌治疗可能控制肿瘤及病情恶化时，应争取机会进行抗癌治疗，以利于更好地控制高钙血症。

第二部分 专家共识

第五章　乳腺癌骨转移和骨相关疾病临床诊疗专家共识

一、概述

晚期乳腺癌骨转移的发生率可高达65%~75%，且首发为骨转移者占27%~50%。骨转移引起的常见并发症如骨痛、高钙血症、骨折、脊髓压迫等严重影响患者生活质量，甚至危及患者生命。骨相关事件（SREs）是乳腺癌骨转移临床研究中，通常用作评价骨改良药物疗效的观察指标。2018年12月FDA发布的《肿瘤药物和生物制品临床试验终点行业指南》中将SREs定义为病理性骨折、骨放疗、骨手术和脊髓压迫4种类型[1]。这些都是影响患者自主活动能力和生活质量的主要因素[2-4]，但是其临床科研价值和临床治疗价值有所不同。乳腺癌骨转移的诊疗过程，涉及乳腺内科、乳腺外科、影像科、病理科、放疗科及骨科等多个学科的医生，因此多学科团队协作（multiple disciplinary team，MDT）讨论意见，对确定患者最优的诊疗方案有非常重要的意义。

二、骨转移的诊断方法

放射性核素骨扫描（ECT）是常用的骨转移初筛方法，具有灵敏度高、全身成像等优点，但存在特异性较低、不能提示病变为成骨性或溶骨性病变、不能显示骨破坏程度的缺点。骨ECT检查推荐用于乳腺癌出现骨痛、发生病理骨折、碱性磷酸酶升高或高钙血症等可疑骨转移的常规初筛诊断检查，也可用于具有高危复发风险的早期乳腺癌、局部晚期乳腺癌和复发转移乳腺癌患者的常规检查。

骨X线、CT扫描、磁共振成像（MRI）是判断有无骨转移的主要影像学诊断手段。对于骨ECT异常的患者，应该针对可疑骨转移灶部位分别进行相应的骨X线、骨CT或MRI检查，以确定是否存在骨破坏，并了解脊柱稳定性。

X线片是骨转移诊断的基本方法，具有直观、诊断特异性高的优点，但敏感度低。骨CT扫描是诊断骨转移最重要的影像学方法，对于骨皮质破坏的诊断更敏感，敏感度和特异度均高，可以区分溶骨或成骨改变。X线和CT可以作为骨转移治疗的疗效评价手段。

MRI扫描诊断骨转移敏感度高，可确定病变侵袭范围，但特异性低于CT，脊柱MRI检查对了解脊髓是否受压及脊柱稳定性、骨转移的手术和放疗适应证很重要。MRI特殊的成像原理使其存在假阳性可能，因此单纯MRI异常并不能诊断为骨转移，也不适合作为骨转移药物治疗的疗效评价手段。

正电子发射计算机断层显像（positron emission tomography/computed tomograph，PET-CT）可以在临床早期发现骨转移的异常信号，敏感性和特异性都很高。已有临床研究提示FDG-PET具有与骨扫描相似的灵敏度和更高的特异度，对乳腺癌骨转移治疗后病情的跟踪优于骨扫描[5]，但不如X线和骨CT直观，所以临床并不推荐常规使用。

通过骨活检查到转移癌细胞是诊断乳腺癌骨转移的金标准。针对临床可疑骨转移灶，尤其是那些不含软组织转移或内脏转移的单发骨病灶，或临床病情判断不确定的骨病变，应考虑进行骨穿刺活检，以明确病理诊断。

如骨代谢生化指标提示骨代谢活跃，有骨破坏的可能性，提示需要进行必要的影像学检查。骨代谢生化指标也可用于骨转移治疗过程的动态检测，但仅仅生化标志物升高不能诊断骨转移。

总之，在乳腺癌骨转移的临床诊断中，ECT作为初筛检查，X线、CT可以明确有无骨质破坏，MRI可直接确定转移骨肿瘤浸润范围，且有助于了解骨转移灶对周围软组织的影响，以及脊柱稳定性，PET-CT优于上述检查的价值有待进一步研究。临床上应该合理应用各种诊断方法，必要时应通过骨活检取得病理诊断。此外，乳腺癌骨转移的影像检查是评估骨转移治疗效果的主要手段，临床实践中，应根据患者的症状，结合影像学表现和骨代谢生化指标变化来判断骨转移治疗的疗效。

三、骨转移临床表现

乳腺癌骨转移常见为多发性溶骨性病变，但有些溶骨病变经过治疗后表现为过度钙化而被误诊成成骨性改变，对这部分患者应追溯其首诊时的影像片（X线或CT）是否有溶骨性改变。

溶骨性的骨转移是一个"恶性循环"过程，转移瘤促进骨质溶解，骨质溶解进一步促进转移瘤的生长。在这个模型中，转移瘤细胞作为循环的起始，促进成骨细胞等过度释放RANKL，促进破骨细胞的分化以及活化，加速骨质的溶解过程。骨质内储存了大量可以促进肿瘤生长的生长因子，骨溶解的加速可以促进这些细胞因子的释放和活化。该"恶性循环"不仅加速了骨质破坏的过程，还会促进骨转移瘤的进展[6]。

骨转移在没有发生病理性骨折的情况下，一般不直接威胁患者生命，但骨转移导致疼痛可严重影响患者生活质量。不合并内脏转移的患者如能很好地控制骨转移病灶，生存期相对较长[7]。

四、骨转移的治疗

（一）治疗目标

乳腺癌骨转移治疗的主要目标：①预防和治疗SREs；②缓解疼痛；③恢复功能，改善生活质量；④控制肿瘤进展，延长生存期。

（二）治疗流程

乳腺癌骨转移是一种全身性疾病，系统治疗手段包括化疗、内分泌治疗、分子靶向治疗、免疫治疗等。针对骨转移灶的治疗包括骨改良药物、手术、放射治疗和镇痛等治疗。医生应根据患者的具体病情制定个体化综合治疗方案（图5-1）。

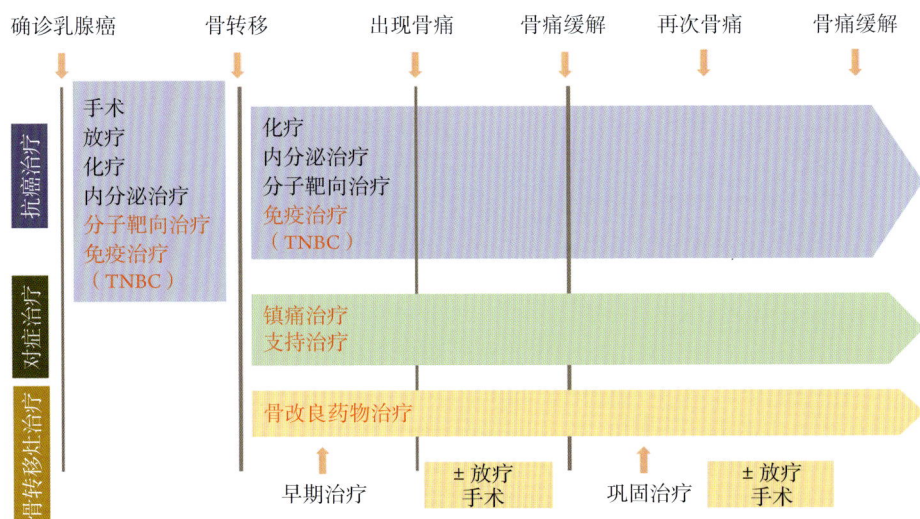

TNBC，三阴乳腺癌。
图5-1 乳腺癌骨转移综合治疗

（三）治疗原则

乳腺癌骨转移是复发转移疾病，故应以全身治疗为主，按照分类治疗原则选择化疗、内分泌治疗、分子靶向等抗肿瘤治疗。地舒单抗、双膦酸盐等骨改良药物可以预防和治疗SREs，已经成为乳腺癌骨转移的基本治疗药物。合理的局部治疗可以控制骨转移症状，骨科手术是治疗某些单发骨转移病灶病理性骨折或脊髓压迫骨转移的积极手段，放射治疗是控制骨转移进展并缓解疼痛的有效的局部治疗手段。

选择全身治疗方案，要考虑患者激素受体（ER/PR）、HER2状况、年龄、月经状态以及疾病进展速度。原则上疾病进展缓慢的激素反应性乳腺癌患者可以首选内分泌治疗，激素受体阴性患者可首选单药化疗，疾病进展迅速的复发转移患者尤其是伴有内脏转移危象者应首选化疗（根据肿瘤负荷决定单药或联合方案），而HER2过表达的患者应考虑联合抗HER2药物的治疗方案[8]。

进展缓慢的复发转移性乳腺癌的特点：①原发和（或）复发转移灶肿瘤组织ER阳性和（或）PR阳性；②术后无病间期>5年；③仅有骨和软组织转移或伴有无症状的内脏转移。

对于激素受体阳性乳腺癌，认为满足下列条件中一条或以上的患者则有可能从内分泌治疗中获益：①原发灶和（或）复发转移灶ER和（或）PR阳性；②术后无病间期较长；③既往内分泌治疗获益。

（四）内分泌治疗、化疗和靶向HER2治疗

1. 内分泌治疗

由于乳腺癌骨转移不直接构成生命威胁，且不合并内脏转移的患者生存期相对较长，因此激素受体阳性患者优选内分泌治疗。晚期乳腺癌患者，如内分泌治疗后疾病长期保持稳定则应视为临床获益。

激素受体阳性绝经后乳腺癌骨转移内分泌治疗基本原则：未经内分泌治疗首选AI+CDK4/6抑制药，可选单药氟维司群、单药AI，也可选择TAM；TAM治疗失败首选AI+CDK4/6抑制药或AI+HDAC抑制药，也可选氟维司群+CDK4/6抑制药，或单药AI、单药氟维司群；非甾体AI治疗失败首选氟维司群+CDK4/6抑制药或甾体AI+HDAC抑制药，可选甾体AI+CDK4/6抑制药，或单药氟维司群、单药甾体类AI等；甾体类AI治疗失败首选氟维司群+CDK4/6抑制药，可选单药氟维司群，或非甾体类AI+CDK4/6抑制药。绝经前患者可选化疗，但对于那些适合内分泌治疗的患者，建议选择内分泌治疗。与化疗相比，内分泌治疗更适合长期用药，一旦获益疾病缓解时间长，患者生活质量更好，可以尽量延长用药时间，达到长期疾病控制的目的。绝经前患者在卵巢功能抑制的基础上可以采取绝经后患者的策略。

2. 化疗

乳腺癌骨转移患者如ER和PR均阴性、术后无病间隔期短、疾病进展迅速、合并内脏转移、对内分泌治疗无反应应考虑化疗。推荐用于转移性乳腺癌化疗的药物包括：蒽环类、紫杉类、卡培他滨、长春瑞滨、吉西他滨、艾立布林等。

辅助治疗未用过蒽环类和紫杉类化疗的患者，可选AT方案（蒽环类联合紫杉类）。蒽环类辅助治疗失败的患者，可以选择的方案有XT（卡培他滨联合多西他赛）或GT（吉西他滨联合紫杉醇）方案。紫杉类治疗失败的患者，可以选择卡培他滨、长春瑞滨、吉西他滨或铂类。单纯骨转移患者优先考虑单药化疗，对内脏转移或广泛骨转移伴骨痛症状者，可考虑联合化疗，有效后再采取单药维持治疗的策略。

3. 靶向HER2治疗

既往未使用过曲妥珠单抗，或曾使用过曲妥珠单抗但符合再使用条件的患者，可以首选THP双靶向治疗，或以TH为基础的联合治疗方案。曲妥珠单抗治疗失败患者，首选吡咯替尼联合卡培他滨，可选T-DM1，或卡培他滨+其他TKI治疗。

（五）放射治疗

放射治疗是乳腺癌骨转移姑息性治疗的有效方法。放射治疗的目标是预防或减轻因骨转移病灶带来的症状或功能障碍。骨疼痛是骨转移的常见症状，也是影响患者生活质量及活动能力的主要原因之一。脊椎、股骨等负重部位骨转移并发病理性骨折的危险性约30%，病理性骨折显著影响患者的生活质量和生存时间。放射治疗在乳腺癌骨转移治疗中的主要作用是可以有效缓解骨疼痛、减少病理性骨折的风险，联合针对分子分型的抗肿瘤治疗药物和骨改良药物，可以显著提高治疗有效性。

利用高能射线针对骨转移局部病灶的外照射，是骨转移姑息治疗的常用有效方法。有效的外照射可以使50%~80%的骨转移患者达到症状缓解，使接近1/3的患者达到症状完全缓解，并可有效缓解疼痛。外照射主要适应证为：有症状的骨转移灶，用于缓解疼痛及恢复功能；选择性用于尚无显著疼痛的负重部位的骨转移，如脊柱或股骨转移。

外照射常用剂量及分割方法有：40 Gy/20 F/4 w、30 Gy/10 F/2 w、20 Gy/4 F/2 w、23 Gy/4 F/3 w、8 Gy/F等。基于文献数据可知，上述分割剂量方案带来的症状缓解率相似，所以原则上，不推荐超过2周的长疗程作为骨转移的姑息放疗，除非转移部位邻近重要脏器，希望通过相对低的分次剂量，以减轻正常组织晚期反应。单次8 Gy放疗方案的治疗费用显著低于分次照射，但症状反复需要再次放疗及病理性骨折发生率高于分次放疗，一般适于活动及搬动困难的晚期患者[9]。

立体定向放射治疗等特殊的高度适形放射治疗技术，较传统放射治疗的优势在于，可提供迅速跌落剂量分布，实现更好地保护邻近转移灶的关键器官的作用，主要的适应证为脊柱转移，对于因症状反复而需要再次治疗的患者更有优势。精确照射技术的应用对体位固定的稳定性、靶区勾画的合理性要求都更高，必须在严格质量控制的前提下谨慎实施。

骨转移的手术治疗，尤其是脊柱转移的后凸成形术和椎体成形术，可以在短期内迅速增加脊柱稳定性，并不是姑息放疗的禁忌证，但是两者的时间配合目前尚缺乏足够的临床资料来形成共识。

放射性核素治疗俗称"内放射"，指通过静脉注射高度亲骨的放射性核素药物，在骨转移病灶内通过放射性核素药物的衰变而产生的生物吸收剂量，来发挥抗肿瘤作用。放射性核素治疗对于溶骨病灶能发挥一定的缓解作用，主要适用于骨转移病灶分布过于广泛，外照射难以对有症状的部位一一实现的患者，对缓解疼痛有一定疗效。但是放射性核素治疗后骨髓抑制发生率较高，而且恢复周期较长，因此，放射性核素治疗前应充分考虑选择合适的病例和恰当的时机，临床应慎用。

放射治疗虽然是缓解症状性骨转移重要的局部治疗手段，但是通过射线发挥抗肿瘤作用并达到一定的骨修复程度才能显示症状的减轻，因此放射治疗不能替代骨改良药和镇痛药物治疗。对于症状没有得到明确缓解，或治疗不能完全控制疼痛的患者，仍然需要根据三阶梯原则给予镇痛药物治疗。

（六）手术治疗

外科治疗目的是减少骨转移相关并发症，骨外科技术的进步可最大限度地解决骨转移患者的骨强度下降、病理骨折及肿瘤压迫神经的问题，并可减轻疼痛、恢复肢体功能，从而改善患者生活质量。临床工作中应对骨转移患者密切随访观察，早期发现骨转移灶，对具有潜在病理性骨折的长骨是否需要手术作出恰当的判断，争取在骨折前、截瘫前进行有效的外科治疗，最大程度保证患者的生活质量。

外科手术方法包括：单纯内固定术、病灶清除加内固定术、病灶切除加人工关节置换术、脊髓受压后的减压及脊柱稳定性的重建术。固定术治疗可考虑选择性用于病理性骨折或因脊髓受压而减压后，预期生存时间>3个月的乳腺癌骨转移患者。预防性固定术治疗可考虑选择性用于股骨转移灶直径>2.5 cm，或股骨颈转移，或骨皮质破坏超过50%，预期生存时间超过3个月的乳腺癌骨转移患者。专家组建议及时请骨科医生会诊决定合适的骨手术时机[10]。

　　制定外科治疗方案需要考虑各项因素：如肿瘤对放化疗和激素治疗敏感程度和起效时间；肿瘤分子类型；病理性骨折风险、脊髓受压或受压风险；脊柱稳定性、疼痛程度；预期生存期；全身状况对手术和麻醉的耐受性（Karnofsky或Burchenal评分）；骨和软组织局部的手术条件；有无合并内脏转移以及出现转移灶的时间等。

（七）镇痛药物治疗

　　止痛药是缓解乳腺癌骨转移疼痛的主要方法。骨转移疼痛的止痛药治疗应遵循WHO癌症三阶梯止痛指导原则：首选口服及无创给药途径；按阶梯给药；按时给药；个体化给药；注意具体细节[11]。

　　镇痛药物包括非甾体类抗炎止痛药、阿片类止痛药、辅助用药。

　　常用非甾体类抗炎药包括：乙酰氨基酚、布洛芬、双氯芬酸钠、吲哚美辛、萘普生、塞来昔布、氯诺昔康等。

　　常用阿片类止痛药包括：吗啡缓释片、芬太尼透皮贴剂、羟考酮控释片、吗啡即释片、可待因、美沙酮等。哌替啶不宜用于癌痛治疗。

　　辅助用药包括三环类抗抑郁药、抗惊厥类药、神经弛缓剂、糖皮质激素类等。

　　非甾体类抗炎药是骨转移疼痛药物止痛治疗的基础用药，当止痛效果不佳或出现中重度疼痛时，推荐联用阿片类止痛药。选择阿片缓释剂按时用药，有利于持续缓解骨疼痛。然而，骨转移疼痛患者在持续慢性疼痛的同时，大约63%的骨转移患者伴有爆发痛。对频繁发作爆发痛的患者，可以通过增加止痛药的按时给药剂量来缓解。对少数增加剂量止痛效果不佳或无法耐受药物不良反应而不能增加剂量的患者，最佳方法是备用速效或短效止痛药，单次用药剂量一般为日用剂量的5%~10%。对于难治的爆发痛患者，可考虑使用患者自控药泵法给药。发生神经病理性疼痛时，应根据病情选择辅助用药。例如出现灼痛、坠胀痛等表现时，可选择合用阿米替林、去甲替林或多虑平等三环类抗抑郁药；出现电击样疼痛或枪击样疼痛等表现时，可选择联用加巴喷丁或卡马西平等抗惊厥药；必要时可同时联用激素治疗。止痛药可与骨改良药物、放疗等方法联合使用。

五、乳腺癌骨改良药物临床应用原则

（一）骨改良药物

1.骨改良药物：双膦酸盐类药物

　　（1）作用原理。双膦酸盐是焦磷酸盐分子的稳定类似物。破骨细胞聚集于矿化骨基质后，通过酶水解作用导致骨重吸收，而双膦酸盐可以抑制破骨细胞介导的骨重吸收作用，还可以抑制破骨细胞成熟，抑制成熟破骨细胞的功能，抑制破骨细胞在骨质吸收部位的聚集，抑制肿瘤细胞扩散、浸润和黏附于骨基质[12]。

（2）治疗推荐。SREs对乳腺癌骨转移患者的生活质量具有至关重要的影响，它包括病理性骨折，脊髓压迫，为了缓解骨痛或预防和治疗病理性骨折或脊髓压迫而进行放疗、骨骼手术，改变抗癌方案以治疗骨痛、恶性肿瘤所致高钙血症。

目前在乳腺癌骨转移中使用骨改良药物的主要目的是治疗和预防SREs，减少抗肿瘤治疗引起的骨丢失（cancer treatment induced bone loss，CTIBL），提高骨密度（bone mineral density，BMD）。

临床研究证实双膦酸盐可以有效治疗乳腺癌的骨转移，这类药物目前正被广泛用于治疗晚期乳腺癌的骨并发症。而随后的临床研究证明，双膦酸盐可以预防乳腺癌骨转移患者发生SREs。所以乳腺癌骨转移患者如果预期的生存期≥3个月，且肌酐低于3.0 mg/dL，在治疗病情所需的化疗和激素治疗的同时，应及时给予双膦酸盐治疗。

（3）用法用量。双膦酸盐化学结构中与中心碳原子连接的侧链不同，双膦酸盐类药物的临床活性和功效亦有所不同[13]。

第一代双膦酸盐以氯膦酸二钠为代表。

用量和用法：氯膦酸二钠目前有静脉、口服2种制剂可供选择，双膦酸盐口服制剂方便在家用药，也方便和口服化疗药物、内分泌药物联合使用。临床上也可以先采用静脉滴注氯膦酸二钠400 mg/d，连用3 d，而后口服氯膦酸二钠1 600 mg/d，共3~4周作为1个周期的用法。氯膦酸二钠主要经肾脏清除，因此，在氯膦酸二钠治疗过程中一定要维持足够的水分摄入。氯膦酸二钠胶囊应整粒吞服。任何情况下都不能将氯膦酸盐与含有钙或其他二价阳离子的牛奶、食物或药物同服，因为它们会减少氯膦酸盐的吸收。

第二代是含氮的双膦酸盐，包括帕米膦酸二钠、阿仑膦酸钠，这些药物抑制骨吸收的体外活性作用要强于第一代药物。

用量和用法：帕米膦酸盐静脉滴注，每次60~90 mg，输注时间不短于2 h，每3~4周用药1次。

第三代为具有杂环结构的含氮双膦酸盐唑来膦酸和不含环状结构含氮的伊班膦酸，作用强度和疗效比第二代进一步提高。

用量和用法：唑来膦酸盐4 mg，静脉滴注>15 min，每3~4周注射1次；伊班膦酸盐6 mg，静脉滴注>15 min，每3~4周注射1次。

①伊班膦酸治疗转移性骨病：常规剂量为6 mg，每3~4周静脉注射1次，每

次静脉注射不短于15 min。

②伊班膦酸负荷剂量（loading dose）：伊班膦酸负荷剂量可快速缓解伴有严重疼痛的转移性骨痛患者，使用方法为6 mg/d，连续静脉注射3 d，以后每3~4周常规使用6 mg/次。

2. 新型骨改良药物：地舒单抗

（1）作用原理。地舒单抗是一种人IgG2单克隆抗体，通过靶向地结合NF-κB受体激活剂配体（RANKL），抑制破骨细胞的形成、功能和存活。IgG2亚型的单克隆抗体引起的抗体依赖性细胞介导的细胞毒作用、补体依赖的细胞毒性效应较少[14]。地舒单抗不经过肾脏代谢及排泄，不增加患者的肾功能损害。肾功能受损程度对地舒单抗的药代动力学和药效学无影响。

（2）临床适应证。①预防骨转移患者的SREs；②高钙血症；③骨转移引起的骨痛。

临床研究证实，地舒单抗能有效地预防乳腺癌患者SREs的发生。在乳腺癌骨转移患者中进行的Ⅲ期临床研究显示，对比唑来膦酸，地舒单抗能显著推迟首次和后续SREs的发生，减少SREs的发生次数，延缓疼痛的加重，改善生活质量，且肾脏损害和急性期反应更少[15-17]。

（3）临床用药及用法。地舒单抗120 mg，每4周给药1次，皮下注射。

（二）骨改良药物的使用适应证和用药时机

骨改良药物的使用适应证和用药时机见表5-1。

表5-1　骨改良药物推荐使用情况

患者情况	推荐使用骨改良药物	不推荐使用骨改良药物
骨转移引起的高钙血症	√	
骨转移引起的骨痛 ECT 异常，X 线正常，且 CT 或 MRI 也未显示骨破坏	√	
ECT 异常，X 线（或 CT，或 MRI）证实的骨转移	√	
ECT 异常，X 线正常，但 CT 或 MRI 显示骨破坏	√	
影像学诊断是骨破坏，即使没有骨痛症状	√	
ECT 异常，X 线正常，且 CT 或 MRI 也未显示骨破坏		√
存在骨转移风险（乳酸脱氢酶高或碱性磷酸酶升高），但无影像学骨转移证据		√

（三）骨改良药物的使用方法及注意事项

（1）在使用骨改良药物前，需要检测患者血清电解质水平，重点关注血肌酐、血清钙、磷酸盐、镁等指标。

（2）临床研究表明，第一代氯膦酸盐、第二代帕米膦酸盐和第三代唑来膦酸和伊班膦酸盐都有治疗乳腺癌骨转移的作用，均可以用于治疗高钙血症、骨痛、预防和治疗SREs。已有临床研究结果显示，第三代双膦酸盐唑来膦酸和伊班膦酸有疗效更好、毒性更低和使用更方便的优点。

（3）选择药物治疗应考虑患者的一般状况和疾病的总体情况及同时接受的治疗。静脉内使用唑来膦酸和伊班膦酸相比第一代和第二代的双膦酸盐类药物具有输液时间更短的优势；地舒单抗通过皮下注射给药，门诊治疗更为方便。

（4）每种骨改良药物均不可与其他种类骨改良药物联合使用，骨改良药物可以与放疗、化疗、内分泌治疗、止痛药联合使用。

（5）在使用地舒单抗治疗时，建议每日补充钙500 mg和维生素D 400 IU。长期使用双膦酸盐联合治疗时应每日补充钙和维生素D，剂量为钙1 200~1 500 mg/d及维生素D3 400~800 IU。

（6）使用地舒单抗时不需要根据肾功能调整剂量，肌酐清除率<30 mL/min或透析患者治疗时应密切监测，以防低钙血症发生。双膦酸盐类药物通过肾脏排泄，在轻、中度肾功能不全（肌酐清除率>30 mL/min）的患者中无须调整剂量，但对于严重肾功能不全（肌酐清除率≤30 mL/min）患者，应该先评估治疗的风险与利益。

（7）鉴于有文献报道少数患者在长期使用骨改良药物后有发生下颌骨坏死的风险，所以使用骨改良药物前应进行口腔检查，进行恰当的预防性治疗，用药期间注意每日口腔清洁，尽量避免包括拔牙等口腔手术。如用药期间无诱因或口腔操作后出现颌面部骨暴露、不能愈合，应尽早联系专科医生处理[18]。

（四）用药时间及停药指征

1. 用药时间

研究证明，地舒单抗用于转移性乳腺癌已有用药3年以上的安全性数据，双膦酸盐用于转移性乳腺癌已有用药2年以上的安全性数据，因此临床实践中推荐用药时间可达2年甚至更长时间，但应根据患者安全性和临床获益情况采用合理的用药时间。

根据骨转移和骨丢失治疗目的的不同，推荐不同的骨改良药物用药时间：临床对于乳腺癌骨转移患者推荐使用2年，但是临床实践中应该鼓励在安全有效的情况下持续应用；而针对乳腺癌患者预防由于抗肿瘤治疗引起的CTIBL则推荐使用5年，每年给药2次。

骨改良药物如果是骨转移患者在停用化疗后唯一保留的全身用药，维持治疗期间可适当延长用药间期。

2. 停药指征

（1）使用中监测到明确与骨改良药物相关的不良反应。

（2）治疗过程中出现肿瘤恶化，出现重要脏器转移危及生命。

（3）临床医生认为基于患者病情判断需要停药时。需要指出的是，经过其他抗肿瘤治疗骨痛有效缓解，不是停药的指征。

（五）生化标志物的作用

骨生化标志物可反映骨转移过程中骨吸收和形成的速度，提示骨破坏和修复程度。研究显示，基线和治疗中的骨标志物水平[如骨吸收标志物 I 型胶原交联N-末端肽（NTX）水平、骨生成标志物骨特异性碱性磷酸酶等]水平与骨转移患者的预后相关。基于17项大型研究的荟萃回归分析显示，接受骨改良药物治疗第13周时，尿液NTX（uNTX）相比基线的降低与实体瘤骨转移或多发性骨髓瘤骨病SREs风险降低存在具有统计学意义的正相关[19]。在晚期癌症伴骨转移患者中常伴有uNTX水平升高，通过骨改良药物的治疗使uNTX水平正常化会减少SREs的发生。目前乳腺癌骨改良药物治疗中骨标志物可作为临床研究的替代指标或重要的参考指标，但专家组不建议临床常规根据生化指标改变骨改良药物的使用。

（六）发生SREs后是否换药

如果在应用骨改良药物过程中发生了某些特殊的SREs或骨并发症（高钙血症、骨手术、放疗），作为临床研究的观察终点会停止使用该类药物，但临床实践中不应停用，应该继续用药。

如果在双膦酸盐治疗期间发生了SREs，则可以考虑换用地舒单抗，或另外一种双膦酸盐。一项回顾性研究显示，原本使用双膦酸盐的患者换用地舒单抗后，可推迟SREs的再次发生[20]，乳腺癌骨转移患者在第一、二代双膦酸盐（氯屈膦酸、帕米膦酸）治疗期间发生SREs或骨转移病变进展后，换用唑来膦酸治疗，第8周时疼痛显著减轻（$P<0.001$），uNTX水平也出现了下降趋势（$P=0.008$）。但目前认为换药是否获益还有待更多的临床研究数据的证实。

（七）抗肿瘤治疗引起的CTIBL

CTIBL是应该引起临床重视的问题，它可以发生在不同年龄的患者中，在化疗、激素治疗，尤其是卵巢功能抑制和芳香化酶抑制药治疗后。《美国临床肿瘤学会（American Society of Clinical Oncology，ASCO）乳腺癌妇女骨健康指南》推荐：乳腺癌妇女均应该接受骨质疏松风险评估。高危患者包括年龄超过65岁，60~64岁但具有以下危险因素之一者：骨质疏松家族史，体重<70 kg，曾发生过非创伤性骨折或其他骨质疏松导致的病理性骨折，正在接受芳香化酶抑制剂治疗的绝经后妇女，正在接受可能导致早期绝经的治疗（化疗、卵巢去势）的绝经前妇女。

乳腺癌辅助治疗期间，BMD评分（T-Score）低于−2.5时应开始使用双膦酸盐治疗；当T-Score为−2.5~−1.0时考虑使用双膦酸盐；当T-Score高于−1.0时不建议使用双膦酸盐。双膦酸盐治疗骨质疏松的用法和治疗骨转移的用法不一样，可以每3~6个月使用一次，并且要根据治疗后BMD评分的改变调整用药。

三项大型临床研究——Z-FAST、ZO-FAST和E-ZO-FAST[21-23]观察唑来膦酸预防乳腺癌内分泌治疗引起的骨丢失的作用。结果显示：与延迟治疗相比，唑来膦酸早期应用于接受来曲唑辅助治疗的患者可显著增加腰椎和髋部骨密度，提示乳腺癌患者接受芳香化酶抑制剂治疗的同时，每6个月注射唑来膦酸4 mg可有效预防CTIBL。ABCSG-12研究在绝经期前乳腺癌妇女，药物性卵巢去势联合三苯氧胺或阿那曲唑治疗，采用唑来膦酸（4 mg/6个月）治疗，5年随访的结果显示：唑来膦酸能够有效预防治疗相关的骨丢失[24]。专家组认为可考虑用唑来膦酸预防乳腺癌内分泌治疗引起的骨丢失。

每6个月皮下注射地舒单抗60 mg可有效预防CTIBL。ABCSG-18研究证实[25]，对于绝经后的接受芳香化酶抑制剂辅助治疗的乳腺癌患者，地舒单抗能有效地减少骨折的发生，增加骨密度。

（八）双膦酸盐预防骨转移的作用

体外研究显示，双膦酸盐具有抗肿瘤作用，ZO-FAST和ABCSG-12研究提示，使用唑来膦酸可能明显降低骨转移发生风险，具有潜在的预防内脏转移的作用。但有关双膦酸盐预防乳腺癌骨转移的临床研究仍在进行中，目前临床并不推荐使用双膦酸盐预防骨转移。

共识专家组顾问：
江泽飞（解放军总医院）

参与本次共识审定的专家（以姓氏拼音首字母为序）：
陈佳艺（上海交通大学医学院附属瑞金医院）、冯继锋（江苏省肿瘤医院）、耿翠芝（河北医科大学第四医院）、胡夕春（复旦大学肿瘤医院）、廖宁（广东省人民医院）、刘健（福建省肿瘤医院）、刘强（中山大学孙逸仙纪念医院）、欧阳取长（湖南省肿瘤医院）、潘跃银（安徽省立医院）、孙涛（辽宁省肿瘤医院）、王海波（青岛大学附属医院）、王殊（北京大学人民医院）、王树森（中山医科大学肿瘤医院）、王涛（解放军总医院）、王晓稼（浙江省肿瘤医院）、闫敏（河南省肿瘤医院）、殷咏梅（江苏省人民医院）、袁芃（中国医学科学院肿瘤医院）、张清媛（黑龙江省肿瘤医院）。

参考文献

[1] Oncology Center of Excellence, Center for Biologics Evaluation and Research, Center for Drug Evaluation and Research. Clinical Trial Endpoints for the Approval of Cancer Drugs and Biologics: Guidance for Industry[EB/OL].(2018-12-19). Available online: https://www.fda.gov/regulatory-information/search-fda-guidance-documents/clinical-trial-endpoints-approval-cancer-drugs-and-biologics.

[2] Coleman RE. Metastatic bone disease: clinical features, pathophysiology and treatment strategies[J]. Cancer Treat Rev, 2001, 27(3): 165-176.

[3] Johnson JR, Williams G, Pazdur R. End points and United States Food and Drug Administration approval of oncology drugs[J]. J Clin Oncol, 2003, 21(7): 1404-1411.

[4] Kinnane N. Burden of bone disease[J]. Eur J Oncol Nurs, 2007, 11 Suppl 2: S28-S31.

[5] Eubank WB, Mankoff DA. Evolving role of positron emission tomography in breast cancer imaging[J]. Semin Nucl Med, 2005, 35(2): 84-99.

[6] Roodman GD. Mechanisms of bone metastasis[J]. N Engl J Med, 2004, 350(16): 1655-1664.

[7] 闫敏, 宋三泰, 江泽飞, 等. 乳腺癌骨转移的临床病程[J]. 中国骨肿瘤骨病, 2011, 12(1): 221-224.

[8] 中国临床肿瘤学会指南工作委员会. 中国临床肿瘤学会(CSCO): 乳腺癌诊疗指南2020[M]. 北京: 人民卫生出版社, 2020.

[9] Chow E, Harris K, Fan G, et al. Palliative radiotherapy trials for bone metastases: a systematic review[J]. J Clin Oncol, 2007, 25(11): 1423-1436.

[10] British Association of Surgical Oncology Guidelines. The management of metastatic bone disease in the United Kingdom. The Breast Specialty Group of the British Association of Surgical Oncology[J]. Eur J Surg Oncol, 1999, 25(1): 3-23.

[11] WHO. Medical need for opioid analgesics. Achieving balance in national opioids control policy: Guidelines for assessment[M]. Geneva: World Health Organization, 2000: 3-4.

[12] Russell RG. Bisphosphonates: from bench to bedside[J]. Ann N Y Acad Sci, 2006, 1068: 367-401.

[13] Russell RG, Xia Z, Dunford JE, et al. Bisphosphonates: an update on mechanisms of action and how these relate to clinical efficacy[J]. Ann N Y Acad Sci, 2007, 1117: 209-257.

[14] Thomas D, Henshaw R, Skubitz K, et al. Denosumab in patients with giant-cell tumour of bone: an open-label, phase 2 study[J]. Lancet Oncol, 2010, 11(3): 275-280.

[15] Stopeck AT, Lipton A, Body JJ, et al. Denosumab compared with zoledronic acid for the treatment of bone metastases in patients with advanced breast cancer: a randomized, double-blind study[J]. J Clin Oncol, 2010, 28(35): 5132-5139.

［16］ Cleeland CS，Body JJ，Stopeck A，et al. Pain outcomes in patients with advanced breast cancer and bone metastases：results from a randomized，double-blind study of denosumab and zoledronic acid［J］. Cancer，2013，119(4)：832-838.

［17］ Martin M，Bell R，Bourgeois H，et al. Bone-related complications and quality of life in advanced breast cancer：results from a randomized phase III trial of denosumab versus zoledronic acid［J］. Clin Cancer Res，2012，18(17)：4841-4849.

［18］ Weitzman R，Sauter N，Eriksen EF，et al. Critical review：updated recommendations for the prevention，diagnosis，and treatment of osteonecrosis of the jaw in cancer patients--May 2006［J］. Crit Rev Oncol Hematol，2007，62(2)：148-152.

［19］ Jiang Z，Tang ET，Li C，et al. What is the relationship between bone turnover markers and skeletal-related events in patients with bone metastases from solid tumors and in patients with multiple myeloma? A systematic review and meta-regression analysis［J］. Bone Rep，2020，12：100272.

［20］ Mjelstad A，Zakariasson G，Valachis A. Optimizing antiresorptive treatment in patients with bone metastases：time to initiation，switching strategies，and treatment duration［J］. Support Care Cancer，2019，27(10)：3859-3867.

［21］ Brufsky AM，Harker WG，Beck JT，et al. Final 5-year results of Z-FAST trial：adjuvant zoledronic acid maintains bone mass in postmenopausal breast cancer patients receiving letrozole［J］. Cancer，2012，118(5)：1192-1201.

［22］ Bundred NJ，Campbell ID，Davidson N，et al. Effective inhibition of aromatase inhibitor-associated bone loss by zoledronic acid in postmenopausal women with early breast cancer receiving adjuvant letrozole：ZO-FAST Study results［J］. Cancer，2008，112(5)：1001-1010.

［23］ Llombart A，Frassoldati A，Paija O，et al. Immediate Administration of Zoledronic Acid Reduces Aromatase Inhibitor-Associated Bone Loss in Postmenopausal Women With Early Breast Cancer：12-month analysis of the E-ZO-FAST trial［J］. Clin Breast Cancer，2012，12(1)：40-48.

［24］ Gnant M，Mlineritsch B，Schippinger W，et al. Endocrine therapy plus zoledronic acid in premenopausal breast cancer［J］. N Engl J Med，2009，360(7)：679-691.

［25］ Gnant M，Pfeiler G，Dubsky PC，et al. Adjuvant denosumab in breast cancer (ABCSG-18)：a multicentre，randomised，double-blind，placebo-controlled trial［J］. Lancet，2015，386(9992)：433-443.

第六章　前列腺癌骨转移和骨相关疾病临床诊疗专家共识（2021版）[1]

　　前列腺癌是男性常见恶性肿瘤之一，发病率在世界范围内居所有男性恶性肿瘤的第2位[1]。我国前列腺癌发病率的年增长率约为2.75%，2020年流行病学数据显示，前列腺癌已成为我国男性第6大常见恶性肿瘤，严重威胁男性健康[2]。然而，前列腺癌的筛查和早期诊断在我国尚未全面普及，部分患者确诊时已处于晚期[3]。尽管抗肿瘤治疗方法不断改进更新，晚期前列腺癌患者的生存时间有所延长[4-5]，但仍有超过70%的晚期前列腺癌患者发生骨转移以及骨代谢紊乱引发的骨相关事件（skeletal related events，SREs）。有研究显示，41.9%的前列腺癌患者在确诊骨转移后2年内发生脊髓压迫、病理性骨折、骨转移灶相关的外放射治疗及外科手术干预等SREs[6]，SREs不仅降低患者的生活质量[7]，还增加患者的经济负担和病死率[8]。因此，在积极治疗原发病灶的同时，如何降低SREs的发生率或延缓SREs的发生显得尤为重要。在这个过程中需结合患者的具体情况，采用多学科综合治疗（multi-disciplinary team，MDT），给予最适合患者的个体化治疗方案。本共识的制定旨在规范前列腺癌骨转移的诊断和治疗，有助于为临床医师提供更为合理的前列腺癌骨转移多学科诊疗策略，以减少或延缓SREs发生，提高患者生活质量的同时降低其对抗肿瘤治疗的影响，延长患者生存时间。

1　本文首次发表在《中华肿瘤杂志》，2021,43(10):1016-1026.DOI:10.3760/cma.j.cn112152－20210714-00513，已获《中华医学杂志》社有限责任公司授权收录本书中出版发行。

一、发病机制

95%前列腺癌骨转移病灶为成骨性病变，5%为混合性病灶，单纯溶骨性转移较为少见[9]。前列腺癌成骨性骨转移表现为病理性的不规则骨小梁数目增加[10]，同时骨吸收的标志物也增加[11]，证明成骨性改变和溶骨性改变同时存在[12]。

1. 溶骨性改变：循环系统中的前列腺癌细胞经血行转移进入骨髓，肿瘤细胞因子刺激成骨细胞高表达核因子-κB受体活化因子配体（receptor activator of NF-κB ligand，RANKL），RANKL与破骨细胞表面的核因子-κB受体活化因子（receptor activator of NF-κB，RANK）结合而激活破骨细胞[13]，降解骨基质造成溶骨性改变。骨质溶解释放转化生长因子β（transforming growth factor-β，TGF-β）等生长因子，促进前列腺癌细胞生长，形成恶性循环[14-15]。因此，RANK-RANKL信号通路与前列腺癌肿瘤细胞骨内增殖、侵袭和迁移关系密切[16]。临床研究证实，前列腺癌骨转移患者抑制溶骨后病理性成骨也得到了抑制[17]。

2. 成骨性改变：研究表明，前列腺癌细胞可能分泌增加成骨细胞活性的因子，包括BMPs、TGF-β、内皮素-1、成纤维细胞生长因子家族等，促进成骨细胞增殖和分化[18]。当肿瘤细胞转移至骨骼时，可与羟基磷灰石（骨基质主要成分）混杂并大量富集于新病灶，引发以结构紊乱、形成不稳定的编织骨等一系列病理性的成骨，共同构成成骨性转移的特殊临床病理表现[19]。

二、临床表现

前列腺癌骨转移好发部位依次为骨盆、脊柱，颅骨转移者较为少见；外周骨中，股骨发生转移的概率大于四肢骨[20]。

绝大多数前列腺癌骨转移患者早期并无明显症状，部分患者疾病进展后可因骨痛、病理性骨折或肢体活动障碍就诊[21-22]。脊柱骨转移灶可能引起脊髓压迫，患者可出现剧烈放射性疼痛，甚至引发截瘫；广泛骨转移的患者可同时伴有全身症状，如疲劳、消瘦、贫血、甚至全身多器官衰竭；伴有高钙血症的患者可累及全身多系统，包括神经系统、心血管系统、胃肠道消化系统、泌尿系统等，未及时纠正高钙血症的患者还可出现恶性肿瘤恶液质症状。

值得注意的是，虽然SREs在目前临床诊疗中常用来描述骨转移的临床表现，但SREs的概念始于骨改良药物的早期临床研究，仅作为评估药物治疗疗效的临床终点，包括病理性骨折、脊髓压迫、骨手术和骨放疗4种类型[23]。骨手术是指预防和治疗病理性骨折所行的手术治疗，骨放疗是指控制严重骨痛所行的骨放射治疗。SREs的概念和临床症状之间存在一定关联，如病理性骨折和脊髓压迫，既是骨转移的症状也是SREs；但如骨痛，虽然作为骨转移常见的临床表现，但由于其评估过程主观，且可在短期内控制，不宜作为临床研究的终点，因此不列为SREs之一。

三、诊断

早期诊断可及时预防和治疗SREs，减少或延缓SREs对患者带来的不利影响。当患者出现以下情况时，应怀疑是否出现骨转移：（1）骨痛或骨折；（2）脊髓或神经受压症状；（3）血碱性磷酸酶升高；（4）高钙血症。若初诊的前列腺癌患者Gleason评分≥8分或临床分期≥T3期，也可将其视为骨转移高危人群[24]。此外，前列腺癌骨转移还需要结合病史、症状、体征、影像学检查共同判断，当临床诊断有疑问时可进行活检。具体诊断流程推荐见图6-1。

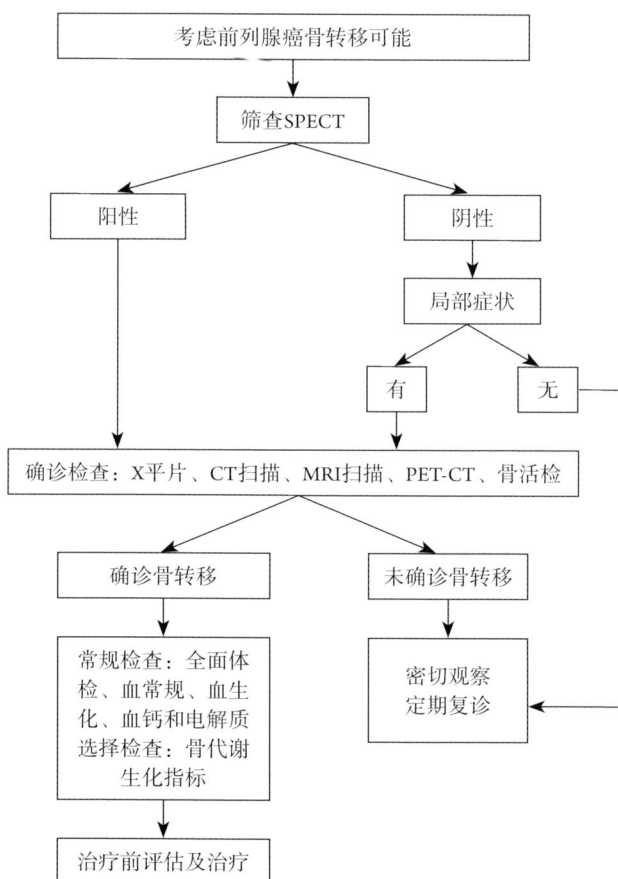

注：SPECT：单光子发射计算机断层显像；PET-CT：正电子发射计算机断层扫描。

图6-1　前列腺癌骨转移诊断流程图

1.单光子发射计算机辅助断层显像（SPECT）：SPECT锝-99（^{99m}Tc）-亚甲基二磷酸盐（methylene diphos-phonate，MDP）全身骨显像是前列腺癌骨转移首选的筛查方法。前列腺癌骨转移多为成骨性改变，因此可呈现异常的放射性浓聚区，骨显象可为显著阳性[25-27]，但良性骨病（如骨质退行性变、外伤、炎症反应）以及治疗过程中的反应性变化（闪烁现象）也可以表现为异常放射性浓聚[28]，存在假阳性的可能。因此，SPECT可用于骨转移的诊断，然而一些单纯通过SPECT无法明确诊断的还需结合其他影像学检查综合判断。

2.X线平片：X线平片对早期转移性骨肿瘤的检测灵敏度较低，仅为44%~50%。因此，并不建议作为前列腺癌骨转移的早期筛查手段。但是可以对怀疑存在骨质异常或存在相关临床症状的患者进行进一步确认，判断骨质破坏程度或者是否有骨折，并根据骨质破坏程度评价病理骨折的风险[29]。X线平片用于前列腺癌骨转移诊断尽管灵敏度低，但是由于X线平片的影像空间分辨率高，应用范围广泛，操作简便，价格低廉，辐射较小，因此仍然是诊断骨转移的主要检查方法。前列腺癌多为成骨性骨转移，转移瘤形成的病理性新生骨在X线平片上可能显示结节状或圆形病变，出现光滑或不规则的边缘，有时为厚度不一的硬化边[30]。

3.CT：CT检查是确定骨病变大小和评估骨皮质受累范围的较好的检测方法之一。CT对于SPECT检查阳性而X线平片阴性、出现局部症状、或有骨转移、MRI禁忌的患者尤其具有诊断价值。CT可准确显示骨质破坏范围及软组织肿块，诊断骨转移瘤并对骨质破坏程度进行评价[31]。怀疑脊髓受累时，对脊柱进行CT检查，通过测量椎弓根和（或）椎体后壁来评估椎体的稳定性。对于需要骨活检的病灶[28]，CT引导下病变处穿刺活检，可提高骨转移病灶穿刺活检部位的准确性及操作的安全性[24]。增强CT可清晰显示骨转移瘤的血供情况及其与邻近血管的关系，判断脊柱的转移瘤是否突入椎管[32]。

4.MRI：MRI的灵敏度优于SPECT，对于骨髓腔内早期转移灶的诊断具有较高的准确性，可作为评价骨转移骨髓浸润的首选工具。同时，MRI能够准确显示骨转移灶侵犯的部位、范围以及周围软组织受累的情况，对骨转移的诊断有较高的灵敏度和特异度。伴有脊柱神经压迫症状的患者可首选MRI检查，怀疑骨转移但全身骨显像和CT均不能确定时，也可进行MRI检查。

5.正电子发射计算机断层扫描（positron emission tomography/computed tomography，PET-CT）：PET-CT可较灵敏地显示骨髓微转移灶，早期诊断骨转移病变，可将PET-CT作为SPECT后的进一步检查手段[33]。不同的显像剂对于骨转移病灶的诊断十分重要，直接决定了检查的灵敏度和特异度。胆碱PET-CT是目前针对前列腺癌检测应用最广泛的显像手段[34]。细胞发生恶变和快速分裂时，胆碱激酶的活性增加，胆碱大量生成，与正常组织部位形成区分，以此对前列腺癌进行早期诊断和鉴别。应用放射性同位素^{11}C和^{18}F标记的胆碱

PET-CT功效类似，两者均显著优于^{18}F-脱氧葡萄糖（^{18}F-fluorodeoxy glucose，^{18}F-FDG），可弥补^{18}F-FDG的不足，对溶骨性病变检出的灵敏度高于成骨性病变。^{11}C胆碱示踪剂用于前列腺癌病灶定位和疾病分期中时同样具有一定的局限性，即对于直径≥5 mm的结节有很好的灵敏度，但对于较小的结节，其灵敏度仅为4%[35]。

目前，^{68}Ga-前列腺特异性膜抗原（^{68}Ga-prostate-specific membrane antigen，^{68}Ga-PSMA）PET-CT已获得美国食品药品监督管理局（Food and Drug Administration，FDA）审批，适用于疑似前列腺癌转移、且通过手术或放射治疗可能治愈的患者，以及基于血清PSA水平升高而怀疑前列腺癌复发的患者。但对中高危前列腺癌诊断、邻近组织侵犯及转移灶探测、分期评估方面的相关证据和报道较少，有待进一步研究[36]。

对于各种影像学检查的选择，ECT作为初筛检查，X线、CT可以明确有无骨质破坏，MRI可直接确定转移骨肿瘤浸润范围，且有助于了解骨转移灶对周围软组织的影响，以及脊柱稳定性，PET-CT优于上述检查的价值有待进一步研究。临床上各种诊断方法应该合理应用，必要时应通过骨活检取得病理诊断。

6. 骨穿刺活检：病理学是诊断肿瘤骨转移的金标准，但不是所有的骨转移瘤患者均需要骨穿刺活检。骨穿刺活检为有创性检查，对于多发骨转移或同时伴有其他器官转移的病灶，影像学检查已经明确提示存在骨质破坏的患者不必常规进行。但当SPECT全身骨显像检查发现孤立性骨病灶，怀疑为骨转移，且影像学检查显示无骨质破坏征象的患者，需通过骨穿刺活检病理检查以确定是否有骨转移。对于去势抵抗性前列腺癌患者，若影像学提示有骨转移时，也可在后续治疗前进行病灶的穿刺活检以取得病理标本，一方面帮助明确诊断，一方面组织可用于后续的分子检测。

7. 骨代谢标志物（bone markers，BMs）：BMs如碱性磷酸酶等可反映骨的代谢状况，当肿瘤骨转移时，骨的重塑过程明显加快，骨代谢率增高，骨代谢指标的改变往往明显早于影像学所发现的形态学改变[37]。有研究显示，BMs可用于早期肿瘤骨转移的诊断及疾病进展的监控，对于肿瘤骨转移的患者，高BMs浓度与病理性骨折、疼痛、骨受累数量和总体生存率有关[38]。但是，BMs的特异度和灵敏度仍然较低，在良性疾病中也会出现不同浓度的升高，因此尚不建议用于骨转移的确诊[39]。

四、治疗

预防和减少SREs的发生，缓解骨转移灶导致的疼痛，提高患者生活质量，是治疗前列腺癌骨转移的目标。

骨转移的诊疗需泌尿外科、骨科、放疗科和肿瘤内科等多学科专家协作。

对多发骨转移合并内脏转移者，以全身治疗为主，必要时加用局部治疗或者镇痛药物以减轻症状。局部治疗方式的选择应以无创或微创为主，以尽量不中断全身治疗为原则。

多学科团队管理已成为恶性肿瘤患者管理的常规方法，是指多学科进行有效联系形成多学科治疗体系，为泌尿生殖肿瘤患者提供全流程的医疗决策和健康管理方案，包括早期诊断以及针对疾病各阶段制定治疗计划、随访、预防、和管理诊疗相关的并发症，最终改善患者预后和生活质量[40]。前列腺癌骨转移具体治疗方法推荐见图6-2。

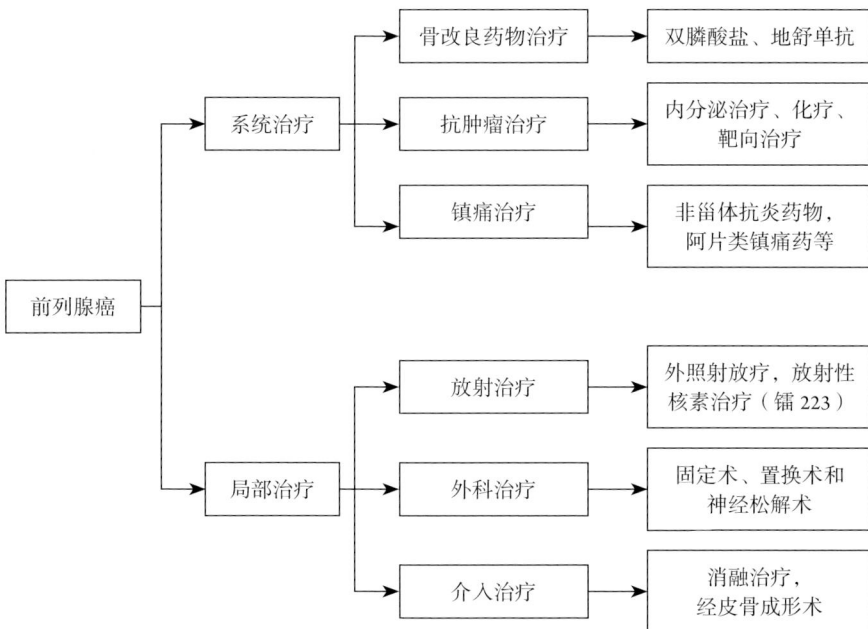

图6-2 前列腺癌骨转移治疗方法推荐

（一）骨改良药物治疗

推荐地舒单抗和双膦酸盐用于前列腺癌骨转移的治疗，无论是否有相应症状，在预防SREs发生方面，患者均可从治疗中获益。美国国立综合癌症网络（National Comprehensive Cancer Network，NCCN）指南及中国临床肿瘤学会前列腺癌指南等国际权威指南均推荐去势抵抗性前列腺癌发生骨转移时，加用地舒单抗或唑来膦酸[41-42]。

1. 双膦酸盐类药物

双膦酸盐有较强的骨亲和性，能特异地与骨质中的羟磷灰石结合，抑制破骨细胞活性，从而抑制骨质吸收。唑来膦酸是FDA目前批准用于降低经≥1种激素治疗后进展的前列腺癌骨转移患者发生SREs风险的唯一双膦酸盐类药物。有双盲随机对照试验研究唑来膦酸对去势抵抗性前列腺癌骨转移患者的疗效，结果显示，唑来膦酸相较于安慰剂的SREs发生率明显降低，且首次发生SREs的时间有所延迟[43]。

（1）唑来膦酸治疗推荐：预防SREs；治疗恶性高钙血症；预防接受雄激素剥夺疗法（androgen deprivation therapy，ADT）治疗患者的骨量减少。

（2）常用双膦酸盐药物用药方法：治疗前列腺癌骨转移，推荐唑来膦酸盐4 mg，静脉注射>15 min，每4周1次；接受ADT治疗的患者预防骨质疏松，推荐剂量为5 mg/次，每年1次。需注意的是，本药物禁用于肌酐清除率<30 ml/min的患者。

2. 地舒单抗

地舒单抗是特异性靶向RANKL的全人源的单克隆抗体（IgG2单抗），可阻止RANKL和RANK结合，抑制破骨细胞的增殖和活化，减少骨溶解，增加骨密度[44]。

一项Ⅲ期随机对照临床试验中，学者在伴有骨转移的去势抵抗性前列腺癌患者中评估了地舒单抗（n=950）与唑来膦酸（n=951）的疗效和安全性，结果显示，地舒单抗延迟或预防SREs的效果优于唑来膦酸（分别为20.7和17.1个月）[45]。基于此结果，美国FDA于2010年批准地舒单抗用于预防包括前列腺癌在内的实体瘤引起的SREs。此外，一项针对无骨转移去势抵抗性前列腺癌患者的全球Ⅲ期随机对照试验显示，与安慰剂组相比，显著增加了地舒单抗组无骨转移生存期，延迟了首次骨转移的时间[46]。

（1）地舒单抗治疗推荐：预防SREs；治疗双膦酸盐无法控制的恶性高钙血症；预防接受ADT治疗患者的骨量减少。

（2）地舒单抗用药方法：用于治疗前列腺癌骨转移患者预防SREs，建议每次使用120 mg，皮下注射，每4周1次；对于接受ADT治疗患者用于预防骨质疏松的推荐剂量为60 mg，皮下注射，每6个月1次。

3. 用药时机和用药时长

临床推荐前列腺癌骨转移确诊时即考虑使用骨改良药物治疗。用药时长尚无充足证据，Ⅲ期临床研究中，地舒单抗和双膦酸盐用于治疗骨转移的中位药物暴露时间分别为11.9（5.6~18.2）和10.2（4.9~16.6）个月[47]。2019年晚期前列腺癌共识大会[48]和本《前列腺癌骨转移和骨相关疾病临床诊疗专家共识（2021版）》对用药时长的观点一致，认为应持续使用骨改良药物2年，部分专家（约35%）认为应长期持续治疗。随着原发灶控制稳定，对于骨改良药物的使用间隔是否延长这一问题，目前尚待进一步研究。

4.不良反应及用药注意事项

骨改良药物具有良好的耐受性，常见不良反应为流感样症状（如乏力、虚弱和恶心等），此外，偶有注射部位的轻度反应及无需治疗的无症状血浆磷酸盐水平降低等。

（1）颌骨坏死：长期使用双膦酸盐类药物或地舒单抗可增加颌骨坏死风险。颌骨坏死的主要危险因素有拔牙、植牙、牙周疾病和口腔感染，科学预防可有效降低颌骨坏死的发生。在初始治疗前，应进行口腔检查和预防性治疗，并保持良好的口腔卫生状态。一旦开始骨改良药物治疗，应尽量避免侵入性口腔科操作，如必须进行牙科手术时，应尽量保守处理，减少手术操作范围，部分研究者推荐在进行侵入性操作前的1~3个月暂停使用骨改良药物，待口腔内伤口愈合后再继续治疗，另外加用抗菌药物也有助于预防颌骨坏死发生[49]。

（2）低钙血症：未在双膦酸盐类药物或地舒单抗治疗期间补充维生素D和口服钙剂可使低钙血症的发生率升高，治疗前血钙低于正常水平或肾功能不全均可进一步增加低钙血症发生的风险[50-51]，因此，在骨改良药物治疗期间应注意每日补充适量维生素D（400 IU/d）和口服钙剂（500 mg/d），在治疗初期和治疗期间监测血钙变化。

（3）肾不良反应：口服双膦酸盐剂量的66%左右直接由肾清除，清除过程可导致患者肾功能损伤，但大多数可逆，停药即可缓解。双膦酸盐使用过程中需密切监测血清肌酐，当血清肌酐清除率<60 ml/min，发生急性肾功能不全的风险增加[52-53]。对于轻中度肾功能不全患者（肌酐清除率≥30 ml/min），静脉输注唑来膦酸需根据血清肌酐清除率进行减量，对于严重肾功能不全患者（内生肌酐清除率<30 ml/min），不推荐静脉输注唑来膦酸[54]。

地舒单抗经抗体途径代谢，不经肾脏代谢，肾不良反应相对更小，无需监测肾功能和调整剂量，对于肾功能不全的患者优先推荐使用地舒单抗[55]。有研究显示，部分在接受唑来膦酸治疗时肾功能已发生恶化的患者，在换用地舒单抗后，肾功能得到显著改善[56]。

（二）抗肿瘤治疗

积极治疗原发疾病是解决骨转移和骨相关疾病的重要前提。晚期转移性前列腺癌可根据是否进行过内分泌治疗分为转移性激素敏感性前列腺癌和转移性去势抵抗性前列腺癌。具体治疗选择可参考《中国临床肿瘤学会前列腺癌诊疗指南2021》[42]。

（三）镇痛治疗

镇痛药物是缓解前列腺癌骨转移疼痛的主要治疗方法之一。镇痛药物应遵循WHO癌症疼痛治疗基本原则，首选口服及无创给药途径，依照阶梯给药、按时给药和个体化给药原则，同时注意具体细节[57]。

根据WHO癌痛三阶梯镇痛治疗原则，应根据患者的疼痛程度，有针对性地选用不同强度的镇痛药物。采用数字评分法（numerical rating scale，NRS）评分，对于轻度疼痛（NRS≤3分），可选用非甾体抗炎药物，如果存在使用非甾体抗炎药物的禁忌证，也可考虑使用低剂量阿片类药物；中度疼痛（3分<NRS<7分）可使用弱阿片类药物，也可使用低剂量强阿片类药物，并可联合使用非甾体抗炎药物以及辅助镇痛药物（镇静剂、抗惊厥类药物和抗抑郁类药物等）；重度疼痛（NRS≥7分）首选强阿片类药，并可合用非甾体消炎镇痛药物及辅助镇痛药物。

此外，骨转移患者应用地舒单抗或双膦酸盐等骨改良药物，能有效延缓疼痛的加重，减少阿片类药物的使用比例[58]。

（四）放射治疗

放射治疗是前列腺癌骨转移的主要治疗方法之一，对于椎体不稳、骨折风险较高的患者可预防病理性骨折，缓解脊髓压迫症状。对于疼痛的患者，放射治疗能够有效减轻或消除症状、改善生活质量、延长生存期。放射治疗包括局部放疗和放射性核素治疗2类。

1.局部放疗

局部放疗是缓解前列腺癌骨转移疼痛的有效手段。单纯症状性骨转移可用外照射放疗。

（1）适应证：对于寡转移前列腺癌，有证据表明放疗可改善生存[59-60]；有症状的骨转移，进行姑息止痛放疗，能有效缓解疼痛及恢复功能；对有可能引起严重症状的躯干承重骨骨转移，如脊柱和股骨，可在症状出现前进行预防性放疗，降低骨折的风险[61]。

（2）放疗剂量和分割方案：有研究显示，前列腺癌骨转移接受短疗程（8 Gy分1次完成）的放疗，与30 Gy分10次完成放疗比较，疗效相似，但2~4级不良反应发生率在短疗程放疗中显著更低[62]。前列腺癌骨转移外照射的方式分为：常规分割、大分割多次照射和单次照射。单次照射放疗适用于行动不便的患者，治疗成本更低[63]。研究表明，单次照射放疗的疼痛缓解率不劣于多次分割放疗模式，而且2~4级急性不良反应的发生率低于多次分割[62]。但单次照射放疗后局部进展和病理性骨折的风险高于多次分割放疗，需充分评估[64]。对于前列腺癌非椎体转移的患者，可以考虑单次照射放疗（8 Gy分1次完成）。前列腺癌椎体转移的患者，为了减小对脊髓的损伤，可采用降低单次放疗剂量、大分割多次放疗或常规分割模式。

立体定向放疗（stereotactic body radiotherapy，SBRT）是一种新兴的治疗技术，采用较少次数的分割治疗，能够做到高适形、高剂量的辐射，但只有在应用精确的影像引导技术的前提下才是安全的。与调强放射治疗相比，SBRT需要在更有经验的放疗医师指导下进行。目前研究显示，相比常规分割放疗而言，SBRT对于骨转移灶有更好的局部控制率，但需要通过长期的随访了解其远期效应[60]。SBRT的实施对放射治疗设备和质控有较高要求，需根据医疗单位的具体情况谨慎应用。

2. 放射性核素治疗

放射性核素治疗是治疗前列腺癌骨转移的一种有效减轻疼痛、改善症状的手段[65]。但部分患者放射性核素治疗后会出现明显的骨髓抑制且恢复较慢，影响化疗等后续全身治疗，因此在治疗过程中应严格掌握适应证。

（1）氯化镭[223Ra]：氯化镭[223Ra]是一种发射α粒子的放射活性治疗药物。Ⅲ期ALSYMPCA研究显示，与安慰剂比较，氯化镭[223Ra]可改善总生存时间，并延迟发生首次症状性骨骼事件的时间。氯化镭[223Ra]主要通过模仿钙盐和骨矿物质羟基磷灰石结合形成复合物，靶向作用于骨的快速更新区域（例如骨转移病灶），在发挥强效的抗肿瘤作用的同时，能最大限度地减少对周围正常组织的伤害，因此，相对同类药物骨髓抑制等不良反应发生较少[66]。

（2）适应证：氯化镭[223Ra]适用于伴有症状性骨转移且无已知内脏转移的去势抵抗性前列腺癌患者，在多西他赛治疗前后皆可使用[64]。NCCN指南已将氯化镭[223Ra]纳入治疗伴有症状性骨转移前列腺癌患者的Ⅰ类推荐药物[41]。欧洲泌尿外科学会指南已将其列为转移性去势抵抗前列腺癌的一线治疗药物之一（Ⅰ级推荐）[67]。

（3）用法用量：FDA批准氯化镭[223Ra]的用法及用量为>1 min的缓慢静脉注射50 kBq/kg，每4周1次，共6次，并且在注射前后需要用生理盐水进行冲管[68]。。

（4）注意事项：由于镭[223Ra]潜在的血液不良反应，因此要求患者满足以下骨髓功能：血红蛋白≥10 g/dL，中性粒细胞绝对计数≥$1.5×10^9$/L，血小板>$100×10^9$/L[69]。骨折患者必须在进行骨折外科固定后方可开始或恢复用药。用药期间不可与醋酸阿比特龙、泼尼松、泼尼松龙联合使用；既往接受过去势治疗的患者，在使用氯化镭[223Ra]时，建议联合骨改良药物一起使用[70]。在安全性方面，Ⅲ期临床试验显示，氯化镭[223Ra]发生3~4级骨髓抑制的发病率总体较低，其他不良反应发生率也较低，分别为血小板减少（6%）、嗜中性粒细胞减少（2%）、贫血（13%）；同时3~4级胃肠道不良反应发生率也较低，分别为腹泻（2%）、呕吐（2%）和便秘（1%）[70-74]。

（五）外科治疗

骨外科治疗可缓解骨转移引起的疼痛、预防及治疗骨折、提高患者生存质量和避免长期卧床所引发的并发症，此外还能获取病灶的组织标本、明确肿瘤的组织学特征以明确下一步治疗方案。外科手术治疗骨转移的方法主要有固定术、置换术和神经松解术。外科治疗的手术方式应根据不同病灶部位、累及范围以及是否存在病理性骨折等因素进行考量[75]。最终手术可明显缓解疼痛、保留骨与关节的功能，提高患者生存质量[76-78]。

1. 负重长管状骨适应证：（1）即将发生骨折；（2）已发生骨折；（3）病变直径>2.5 cm；（4）病变>50 %皮质；（5）完全溶骨；（6）负重下疼痛；（7）放疗后疼痛。

需要注意的是，应在病理骨折发生前进行外科干预，使患者免受不必要的骨折痛苦。预防性内固定的治疗比已发生骨折的治疗要简单和安全。应用Mirels评分系统[79]可有效评估病理骨折风险，从而指导预防性内固定的实施，评分≤7分可暂时不考虑手术，而评分>7分者，应考虑手术治疗。

治疗关键点：（1）内置物坚强、稳定；（2）治疗包括所有骨强度降低区；（3）尽可能切除肿瘤；（4）内置物寿命长于患者寿命[80]。

2. 脊柱适应证：神经功能受损，脊柱不稳定，即将发生骨折，疼痛[81]。

治疗关键点：（1）病变多位于椎体，可采用前入路；（2）尽量去除肿瘤，彻底解除对脊髓的压迫；（3）避免单纯后路椎板减压术，这可能会加重脊柱不稳定；（4）前路重建纠正后突畸形，后路重建维持脊柱稳定性；（5）椎体成形术并不完全适于椎体转移瘤的治疗，风险大且效果不确定[82]。

3. 骨盆适应证：（1）髋臼即将或已发生病理骨折；（2）顽固性疼痛；（3）对侧即将发生骨折而需外科治疗[83]。

治疗关键点：（1）未累及髋臼的髂骨病变，应用内固定及骨水泥加强应力传导区；（2）累及髋臼的髂骨病变，可考虑行全髋关节置换，并应用内固定及骨水泥加强应力传导区；（3）非应力传导区病变（耻、坐骨），可行单纯切除。

（六）介入治疗

常用的介入治疗方式分为消融治疗、骨成形术。

1. 消融治疗

针对溶骨性破坏为主的前列腺癌骨转移肿瘤，可通过冷冻消融、射频消融、微波消融等物理性消融方式或化学性（乙醇）消融达到控制肿瘤，缓解症状的治疗目的[84]。

（1）适应证：全身各部位以溶骨性骨破坏为主的前列腺癌骨转移肿瘤，

病灶数目≤3个，最大直径<5 cm（需考虑消融后骨骼的承重能力）；多发前列腺癌骨转移肿瘤的减瘤治疗；前列腺癌骨转移的止痛治疗；失去手术和放化疗机会，或拒绝手术和放化疗者。

（2）禁忌证：椎体超过2/3骨破坏，消融后严重影响椎体负重，有截瘫风险者；肿瘤邻近关节、大血管、神经干，消融可能影响其功能者；弥漫性转移者；凝血功能障碍者。

2.骨肿瘤经皮骨成形术

在影像技术引导下经皮穿刺病变骨骼，将骨水泥注射到全身各部位骨骼病变区域，从而达到加固骨骼，灭活肿瘤，达到缓解疼痛的目的。目前多采用经皮椎体成形术及经皮骨成形术[85]。

五、结语

随着前列腺癌骨转移相关研究的不断深入，延缓骨转移发生、缓解骨转移症状的药物正陆续应用于临床。然而，早诊断、早预防、早治疗仍是前列腺癌骨转移的最佳解决方案。对于已发生骨转移的患者，应以尽量缓解症状、提高生活质量、延长生存时间为主要治疗目标，经MDT和全程治疗管理，将全身系统性药物治疗与局部治疗相结合，可为更多患者带来获益。

共识专家组顾问：

叶定伟（复旦大学附属肿瘤医院泌尿外科）、魏少忠（湖北省肿瘤医院泌尿外科）

执笔专家：

王弘恺（复旦大学附属肿瘤医院泌尿外科）

参与本次共识审定的专家（以姓氏拼音首字母为序）：

边家盛（山东省肿瘤医院泌尿外科）、陈辉（哈尔滨医科大学附属肿瘤医院泌尿外科）、陈惠庆（山西省肿瘤医院泌尿外科）、郭剑明（复旦大学附属中山医院泌尿外科）、何朝宏（河南省肿瘤医院泌尿外科）、何立儒（中山大学附属肿瘤医院放疗科）、胡滨（辽宁省肿瘤医院泌尿外科）、金百冶（浙江大学医学院附属第一医院泌尿外科）、廖洪（四川省肿瘤医院泌尿外科）、刘畅（复旦大学附属肿瘤医院核医学科）、马琪（宁波市第一医院泌尿外科）、蒙清贵（广西医科大学附属肿瘤医院泌尿外科）、潘铁军（解放军中部战区总医院泌尿外科）、齐隽（上海交通大学医学院附属新华医院泌尿外科）、史本康（山东大学齐鲁医院泌尿外科）、涂新华（江西省肿瘤医院泌尿外科）、王海涛（天津医科大学第二医院泌尿外科）、王弘恺（复旦大学附属肿瘤医院泌尿外科）、魏强（四川大学附属华西医院泌尿外科）、魏少忠（湖北省肿瘤医院泌尿外科）、谢晓冬（解放军北部战区总医院泌尿外科）、邢金春（厦门大学附属第一医院泌尿外科）、叶定伟（复旦大学附属肿瘤医院泌尿外科）、张爱莉（河北医科大学第四医院泌尿外科）、朱刚（北京和睦家医院泌尿外科）、朱伟智（宁波市鄞州第二医院泌尿外科）、邹青（江苏省肿瘤医院泌尿外科）

参考文献

[1] Siegel RL, Miller KD, Jemal A. Cancer statistics, 2020[J]. CA Cancer J Clin, 2020, 70(1): 7-30.

[2] Liu X, Yu C, Bi Y, et al. Trends and age-period-cohort effect on incidence and mortality of prostate cancer from 1990 to 2017 in China[J]. Public Health, 2019, 172: 70-80.

[3] Chen W. Cancer statistics: updated cancer burden in China[J]. Chin J Cancer Res, 2015, 27(1): 1.

[4] 程宗勇. 联合检测血清碱性磷酸酶与骨钙素在前列腺癌早期骨转移中的诊断价值[J]. 海南医学院学报, 2016, 22(17): 2042-2045.

[5] 洪钟亮, 毛云锋, 徐倩. 前列腺癌发生骨转移的研究概况[J]. 中国临床药理学杂志, 2014, 30(1): 58-60.

[6] 李宁. 前列腺癌骨转移治疗的研究进展[J]. 肿瘤防治研究, 2020, 47(8): 641-646.

[7] Saad F, Ivanescu C, Phung D, et al. Skeletal-related events significantly impact health-related quality of life in metastatic castration-resistant prostate cancer: data from PREVAIL and AFFIRM trials[J]. Prostate Cancer Prostatic Dis, 2017, 20(1): 110-116.

[8] Zhong Y, Valderrama A, Yao J, et al. Economic evaluation of treating skeletal-related events among prostate cancer patients[J]. Value Health, 2018, 21(3): 304-309.

[9] Roudier MP, Morrissey C, True LD, et al. Histopathological assessment of prostate cancer bone osteoblastic metastases[J]. J Urol, 2008, 180(3): 1154-1160.

[10] Roudier MP, Vesselle H, True LD, et al. Bone histology at autopsy and matched bone scintigraphy findings in patients with hormone refractory prostate cancer: the effect of bisphosphonate therapy on bone scintigraphy results[J]. Clin Exp Metastasis, 2003, 20(2): 171-180.

[11] Maeda H, Koizumi M, Yoshimura K, et al. Correlation between bone metabolic markers and bone scan in prostatic cancer[J]. J Urol, 1997, 157(2): 539-543.

[12] Bussard KM, Gay CV, Mastro AM. The bone microenvironment in metastasis; what is special about bone?[J]. Cancer Metastasis Rev, 2008, 27(1): 41-55.

[13] Berish RB, Ali AN, Telmer PG, et al. Translational models of prostate cancer bone metastasis[J]. Nat Rev Urol, 2018, 15(7): 403-421.

[14] Kuchimaru T, Hoshino T, Aikawa T, et al. Bone resorption facilitates osteoblastic bone metastatic colonization by cooperation of insulin-like growth factor and hypoxia[J]. Cancer Sci, 2014, 105(5): 553-559.

[15] Okamoto K. Role of RANKL in cancer development and metastasis[J]. J Bone Miner Metab，2021，39(1)：71-81.

[16] Li X，Liu Y，Wu B，et al. Potential role of the OPG/RANK/RANKL axis in prostate cancer invasion and bone metastasis[J]. Oncol Rep，2014，32(6)：2605-2611.

[17] 汤昊. 前列腺癌骨转移研究进展[J]. 中华男科学杂志，2010，16(4)：364-367.

[18] Lin SC，Yu-Lee LY，Lin SH. Osteoblastic factors in prostate cancer bone metastasis[J]. Curr Osteoporos Rep，2018，16(6)：642-647.

[19] Jin R，Sterling JA，Edwards JR，et al. Activation of NF-kappa B signaling promotes growth of prostate cancer cells in bone[J]. PLoS One，2013，8(4)：e60983.

[20] Coleman RE，Croucher PI，Padhani AR，et al. Bone metastases [J]. Nat Rev Dis Primers，2020，6(1)：83.

[21] Huben RP，Murphy GP. Prostate cancer：an update[J]. CA Cancer J Clin，1986，36(5)：274-292.

[22] 庞捷，段建敏，刘强照，等. 前列腺癌骨转移治疗的研究进展[J]. 现代肿瘤医学，2018，26(17)：2808-2812.

[23] FDA. Clinical trial endpoints for the approval of cancer drugs and biologics guidance for industry[EB/OL]. [2021-07-14]. https：//www. fda. gov/ media/71195/download.

[24] 中国抗癌协会癌症康复与姑息治疗专业委员会，中国抗癌协会临床肿瘤学协作专业委员会. 恶性肿瘤骨转移及骨相关疾病临床诊疗专家共识(2014版)[M]. 北京：北京大学医学出版社，2014.

[25] 李纬明，陈维安，黄郁文，等. SPECT全身骨显像对前列腺癌骨转移的临床价值[J]. 中国卫生检验杂志，2010，20(11)：2892-2893.

[26] 高峰. 18F-FDG PET/CT与99mTc-MDP全身骨显像诊断肺癌骨转移的价值对比[J]. 影像研究与医学应用，2020，4(14)：197-198.

[27] 吴振夫. SPECT全身骨显像对前列腺癌骨转移的临床价值[J]. 世界最新医学信息文摘，2017，17(A4)：44，47.

[28] 殷国良，潘诗农. 骨转移瘤的影像学研究进展[J]. 现代肿瘤医学，2020，28(11)：1977-1980.

[29] Rybak LD，Rosenthal DI. Radiological imaging for the diagnosis of bone metastases[J]. Q J Nucl Med，2001，45(1)：53-64.

[30] Bedard G. 骨转移手册——医护专业人员版[M]. 于胜吉，张娜，译. 2版. 长沙：中南大学出版社，2018.

[31] 李建飞，马梓友，石贵宝，等. 前列腺癌骨转移的影像诊断分析[J]. 吉林医学，2011，32(29)：6198-6199.

[32] Scutellari PN，Addonisio G，Righi R，et al. Diagnostic imaging of bone metastases[J]. Radiol Med，2000，100(6)：429-435.

[33] 韩为清，李春娟，车舒平. PET/CT技术在前列腺癌中的应用[J]. 医学综述，2019，25(22)：4535-4539，4545.

[34] 阚英，郭飞虎，杨吉刚. 18F-NaF PET/CT与99m Tc-MDP SPECT诊断恶性肿瘤骨转移的Meta分析[J]. 临床和实验医学杂志，2019，18(23)：2468-2472.

[35] Guo Y，Wang L，Hu J，et al. Diagnostic performance of choline PET/CT for the detection

of bone metastasis in prostate cancer: a systematic review and meta-analysis[J]. PLoS One, 2018,13(9): e0203400.

[36] 邹思娟,宋双,陈利星,等. 68Ga-PSMA-617PET/CT与MRI对中高危前列腺癌诊断和分期的对比[J].中华核医学与分子影像杂志,2020,40(12): 710-715.

[37] 郭枫,陈琳,李运柱,等. 前列腺特异抗原和碱性磷酸酶联合 检测在早期诊断前列腺癌骨转移中的应用[J].武汉大学学报:医学版,2012,33(3): 394-396.

[38] Jiang Z, Tang ET, Li C, et al. What is the relationship between bone turnover markers and skeletal-related events in patients with bone metastases from solid tumors and in patients with multiple myeloma? A systematic review and meta-regression analysis[J]. Bone Rep,2020,12: 100272.

[39] 褚彦青,张匣,张谦倩. 骨标志物在肿瘤相关骨病中的研究进展[J]. 临床与病理杂志,2020,40(8): 2183-2187.

[40] 中国抗癌协会泌尿男生殖系肿瘤专业委员会,中国临床肿瘤学会前列腺癌专家委员会,中国肿瘤医院泌尿肿瘤协作组,等. 泌尿男生殖系统肿瘤多学科团队诊治组织与实施规范中国专家共识(2020年版)[J].中国癌症杂志,2020,30(4): 313-320.

[41] NCCN. NCCN Clinical Practice Guidelines in Oncology: Prostate Cancer(Version 2. 2021)[EB/OL]. [2021-07-14]. https://www. nccn. org/guidelines/guidelines-detail?category=1&id=1459.

[42] 中国临床肿瘤学会指南工作委员会. 中国临床肿瘤学会(CSCO)前列腺癌诊疗指南(2021版)[M].北京:人民卫生出版社,2021.

[43] Saad F, Gleason DM, Murray R, et al. A randomized, placebo- controlled trial of zoledronic acid in patients with hormone- refractory metastatic prostate carcinoma[J]. J Natl Cancer Inst,2002,94(19): 1458-1468.

[44] Savvidou OD, Bolia IK, Chloros GD, et al. Denosumab: current use in the treatment of primary bone tumors[J]. Orthopedics,2017,40(4): 204-210.

[45] Smith MR, Coleman RE, Klotz L, et al. Denosumab for the prevention of skeletal complications in metastatic castration- resistant prostate cancer: comparison of skeletal-related events and symptomatic skeletal events[J]. Ann Oncol,2015,26(2): 368-374.

[46] Smith MR, Saad F, Coleman R, et al. Denosumab and bone- metastasis-free survival in men with castration-resistant prostate cancer: results of a phase 3, randomised, placebo-controlled trial [J]. Lancet,2012,379(9810): 39-46.

[47] Stopeck AT, Fizazi K, Body JJ, et al. Safety of long-term denosumab therapy: results from the open label extension phase of two phase 3 studies in patients with metastatic breast and prostate cancer[J]. Support Care Cancer,2016,24(1): 447-455. DOI: 10.1007/s00520-015-2904-5.

[48] Gillessen S, Attard G, Beer TM, et al. Management of patients with advanced prostate cancer: report of the advanced prostate cancer consensus conference 2019[J]. Eur Urol,2020,77(4): 508-547.

[49] Bamias A, Kastritis E, Bamia C, et al. Osteonecrosis of the jaw in cancer after treatment with bisphosphonates: incidence and risk factors[J]. J Clin Oncol,2005,23(34): 8580-8587.

[50] Hanamura M, Iwamoto T, Soga N, et al. Risk factors contributing to the development of

hypocalcemia after zoledronic acid administration in patients with bone metastases of solid tumor[J]. Biol Pharm Bull, 2010, 33(4): 721-724.

[51] Zuradelli M, Masci G, Biancofiore G, et al. High incidence of hypocalcemia and serum creatinine increase in patients with bone metastases treated with zoledronic acid[J]. Oncologist, 2009, 14(5): 548-556.

[52] Shah SR, Jean GW, Keisner SV, et al. Risk of renal failure in cancer patients with bone metastasis treated with renally adjusted zoledronic acid[J]. Support Care Cancer, 2012, 20(1): 87-93.

[53] 北京医学奖励基金会肺癌青年专家委员会, 中国胸外科肺癌联盟. 肺癌骨转移诊疗专家共识(2019版)[J]. 中国肺癌杂志, 2019, 22(4): 187-207.

[54] 张仲一, 周利群. 双膦酸盐在前列腺癌治疗中的应用现状[J]. 现代泌尿外科杂志, 2010, 15(1): 79-81.

[55] Grávalos C, Rodríguez C, Sabino A, et al. SEOM clinical guideline for bone metastases from solid tumours(2016)[J]. Clin Transl Oncol, 2016, 18(12): 1243-1253.

[56] Yamasaki M, Yuasa T, Uehara S, et al. Improvement of renal function by changing the bone-modifying agent from zoledronic acid to denosumab[J]. Int J Clin Oncol, 2016, 21(6): 1191-1195.

[57] WHO Guidelines for the Pharmacological and Radiotherapeutic Management of Cancer Pain in Adults and Adolescents[J]. Geneva: World Health Organization, 2018.

[58] Henry D, Vadhan-Raj S, Hirsh V, et al. Delaying skeletal-related events in a randomized phase 3 study of denosumab versus zoledronic acid in patients with advanced cancer: an analysis of data from patients with solid tumors[J]. Support Care Cancer, 2014, 22(3): 679-687.

[59] Cox BW, Spratt DE, Lovelock M, et al. International spine radiosurgery consortium consensus guidelines for target volume definition in spinal stereotactic radiosurgery[J]. Int J Radiat Oncol Biol Phys, 2012, 83(5): e597-e605.

[60] Dunne EM, Fraser IM, Liu M. Stereotactic body radiation therapy for lung, spine and oligometastatic disease: current evidence and future directions[J]. Ann Transl Med, 2018, 6(14): 283.

[61] Lutz S, Berk L, Chang E, et al. Palliative radiotherapy for bone metastases: an ASTRO evidence-based guideline[J]. Int J Radiat Oncol Biol Phys, 2011, 79(4): 965-976.

[62] Hartsell WF, Scott CB, Bruner DW, et al. Randomized trial of short- versus long-course radiotherapy for palliation of painful bone metastases[J]. J Natl Cancer Inst, 2005, 97(11): 798-804.

[63] Konski A, James J, Hartsell W, et al. Economic analysis of radiation therapy oncology group 97-14: multiple versus single fraction radiation treatment of patients with bone metastases[J]. Am J Clin Oncol, 2009, 32(4): 423-428.

[64] Chow E, Harris K, Fan G, et al. Palliative radiotherapy trials for bone metastases: a systematic review[J]. J Clin Oncol, 2007, 25(11): 1423-1436.

[65] Pandit-Taskar N, Batraki M, Divgi CR. Radiopharmaceutical therapy for palliation of bone pain from osseous metastases[J]. J Nucl Med, 2004, 45(8): 1358-1365.

[66] 温耀安, 王沈凡, 宋先璐, 等. 二氯化镭223治疗伴骨转移前列腺癌的药理及临床评

价[J].中华泌尿外科杂志,2016,37(11):878-880.

[67] Mottet N, van den Bergh R, Briers E, et al. EAU-EANM-ESTRO- ESUR-SIOG guidelines on prostate cancer-2020 update. Part 1: screening, diagnosis, and local treatment with curative intent[J]. Eur Urol,2021,79(2):243-262.

[68] Kluetz PG, Pierce W, Maher VE, et al. Radium Ra 223 dichloride injection: U. S. Food and Drug Administration drug approval summary[J]. Clin Cancer Res,2014,20(1):9-14.

[69] 西班牙医学肿瘤学会(SEOM)实体肿瘤骨转移临床指南(2016)[J].中国骨科临床与基础研究杂志,2017,9(1):50-61.

[70] Smith M, Parker C, Saad F, et al. Addition of radium-223 to abiraterone acetate and prednisone or prednisolone in patients with castration-resistant prostate cancer and bone metastases(ERA 223): a randomised, double-blind, placebo-controlled, phase 3 trial[J]. Lancet Oncol,2019,20(3):408-419.

[71] Parker C, Nilsson S, Heinrich D, et al. Alpha emitter radium-223 and survival in metastatic prostate cancer[J]. N Engl J Med,2013,369(3):213-223.

[72] Sartor O, Coleman R, Nilsson S, et al. Effect of radium-223 dichloride on symptomatic skeletal events in patients with castration-resistant prostate cancer and bone metastases: results from a phase 3, double-blind, randomised trial[J]. Lancet Oncol,2014,15(7):738-746.

[73] Wilson JM, Parker C. The safety and efficacy of radium-223 dichloride for the treatment of advanced prostate cancer[J]. Expert Rev Anticancer Ther,2016,16(9):911-918.

[74] Parker CC, Coleman RE, Sartor O, et al. Three-year safety of radium-223 dichloride in patients with castration-resistant prostate cancer and symptomatic bone metastases from phase 3 randomized alpharadin in symptomatic prostate cancer trial[J]. Eur Urol,2018,73(3):427-435.

[75] 文立,徐磊磊,乔军,等.肺癌伴股骨转移的外科治疗[J].中华转移性肿瘤杂志,2020,3(1):46-51.

[76] Lavignac P, Prieur J, Fabre T, et al. Surgical treatment of peri- acetabular metastatic disease: Retrospective, multicentre study of 91 THA cases[J]. Orthop Traumatol Surg Res,2020,106(6):1025-1032.

[77] 冯飞,侍管,唐海,等.多节段经皮椎体成形术治疗溶骨性椎体转移瘤的疗效及安全性评价[J].临床和实验医学杂志,2020,19(1):76-79.

[78] 赵吉辉,杨彩虹,蔡卓,等.特制克氏针骨水泥假体治疗肱骨近端恶性肿瘤的临床效果观察[J].生物骨科材料与临床研究,2020,17(3):16-20,25.

[79] Mirels H. Metastatic disease in long bones. A proposed scoring system for diagnosing impending pathologic fractures[J]. Clin Orthop Relat Res,1989(249):256-264.

[80] Bickels J, Dadia S, Lidar Z. Surgical management of metastatic bone disease[J]. J Bone Joint Surg Am,2009,91(6):1503-1516.

[81] Tomita K, Kawahara N, Kobayashi T, et al. Surgical strategy for spinal metastases[J]. Spine(Phila Pa 1976),2001,26(3):298-306.

[82] Shibata H, Kato S, Sekine I, et al. Diagnosis and treatment of bone metastasis: comprehensive guideline of the Japanese Society of Medical Oncology, Japanese Orthopedic Association, Japanese Urological Association, and Japanese Society for Radiation Oncology[J]. ESMO

Open, 2016, 1(2): e000037.

[83] Shahid M, Saunders T, Jeys L, et al. The outcome of surgical treatment for peri-acetabular metastases[J]. Bone Joint J, 2014, 96-B(1): 132-136.

[84] 刘玉金,杨仁杰,张秀美,等. 骨盆骨肿瘤的介入治疗[J]. 介入放射学杂志,2007, 16(4): 232-234.

[85] 何煜,吴春根,李明华,等. 经皮椎体成形术治疗颈椎转移瘤 [J]. 介入放射学杂志, 2012, 21(3): 220-224.

[本文为《前列腺癌骨转移和骨相关疾病临床诊疗专家共识（2021版）》的二次发表（全文），已获《中华医学杂志》社有限责任公司授权收录本书中出版发行]

第七章　肾癌骨转移临床诊疗专家共识（2021版）[1]

　　肾癌是起源于肾小管上皮系统的恶性肿瘤。据估计，到2020年，全球约有新确诊肾癌患者43.12万例，死亡约17.94万例[1]。骨骼是肾癌除肺部以外第2常见的转移部位，约30%的肾癌患者发生骨转移，其中大部分患者（71%）为多发性骨转移[2-3]。随着肾癌诊疗模式的进步（靶向治疗、免疫治疗等），患者的生存时间逐渐延长，但同时，患者出现骨转移及骨相关事件（skeletalrelatedevents，SREs）的风险也随之增加，SREs包括病理性骨折、为缓解骨痛或预防骨折进行的骨放疗、为预防或治疗骨折进行的骨手术、脊髓压迫[4]。肾癌骨转移患者SREs的发生率（74%）高于乳腺癌（64%）、骨髓瘤（51%）[3]和前列腺癌（44%）。SREs不仅降低患者的生活质量，且影响患者对系统性抗肿瘤治疗的依从性，缩短生存时间[5-6]。有研究显示，肾癌患者出现骨转移后平均生存时间为12~28个月，发生SREs后预期生存时间约为10个月[7]。早期诊断骨转移病变，积极预防和规范化治疗骨转移，延缓或避免SREs的发生，有助于提高患者生活质量。本共识的制定旨在通过规范肾癌骨转移的诊断和治疗，降低肾癌骨转移SREs风险，同时减小SREs对抗肿瘤治疗、患者生活质量的影响。

一、发病机制

　　肾癌骨转移机制复杂，可能的机制为肾癌细胞与骨骼微环境相互作用，诱导免疫细胞活化，释放促进肿瘤细胞转移的因子[7]，肾癌细胞转移至骨骼

---

1 本文首次发表在《中华肿瘤杂志》，2021,43(10):1007−1015.DOI:10.3760/cma.j.cn112152−20210709−00505，已获《中华医学杂志》社有限责任公司授权收录本书中出版发行。

处，可释放溶骨性细胞因子（如PTHrP、白细胞介素6、白细胞介素11等），刺激成骨细胞过度表达核因子-κB受体活化因子配体（receptor activator of NF-κ Bligand，RANKL），而RANKL与破骨细胞前体细胞及破骨细胞表面的RANK结合后，可导致破骨细胞的增殖和活化，造成过度溶骨，而骨基质溶解又进一步释放促进肿瘤细胞生长的细胞因子（如IGFs、TGF-β等），从而形成恶性循环，继而发生破坏性的SREs[8]。

二、临床表现

肾癌骨转移常发生于中轴骨，常见的骨转移部位分别为盆骨、肋骨、椎骨和四肢长骨的末端等[9-10]，大多肾癌骨转移患者（71%）为多发性骨转移[11]。肾癌骨转移以溶骨性病变为主（约占80%），其次为成骨性病变（占7%），混合性病变占13%[11]。

肾癌骨转移最常见表现为疼痛（约占83%）[12]，20%的患者可出现病理性骨折，28%的患者可出现脊髓压迫症状[13]。脊椎转移可压迫神经根引起放射性剧烈疼痛，严重压迫脊髓可致截瘫。广泛骨转移可使患者出现乏力、消瘦、贫血和低热等全身症状。骨转移症状如不能得到有效控制，可引起患者痛苦、焦虑、抑郁、失望和孤独等心理问题，严重影响其生活质量[14]。此外，肾癌骨转移还会影响患者预后，尤其是多发骨转移的人群总生存时间更短，即使转移灶经过局部手术治疗，术后生存率仍会逐年降低[15]。

三、诊断

早期诊断和治疗可减少或预防SREs的发生。肾癌患者出现以下指征应怀疑骨转移高危因素：有骨痛等症状，碱性磷酸酶升高，美国东部肿瘤协作组评分>0分，临床分期≥Ⅲ期[16-19]。肾癌骨转移主要依据病史、症状、体征和影像学检查进行临床诊断，仅在临床诊断有疑问时才行活检。

1. 放射性核素骨扫描（emission computed tomography，ECT）：对于有任何一项肾癌骨转移高危因素的患者以及伴有高钙血症的患者，推荐进行^{99m}Tc-MDP放射性核素显像检查。^{99m}Tc-MDP全身骨显像为诊断骨转移的首选筛查方法，有助于明确骨转移灶的部位和转移灶数量，灵敏度高，可显示全身骨骼的放射性摄取增加区域[20]。骨显像剂^{99m}Tc-MDP亲骨性极强，主要通过化学吸附与离子交换被骨摄取，主要反映成骨细胞的代谢活性，可确定成骨活跃区域，对溶骨性转移易发生误诊和漏诊，造成假阴性[11,21]。另外，^{99m}Tc-MDP全身骨显像对良性病变如退变、骨折等也会显影，可能造成假阳性，因此特异度较差[22]。所以，针对肾癌骨转移需结合X线检查、CT或MRI等影像检查结果进一步确诊。

2. X线检查：骨髓内转移未累及皮质时，易被高密度皮质掩盖而漏诊，因此骨X线检查检测早期骨转移瘤灵敏度低[23]，难以发现早期转移灶，常比ECT晚3~6个月发现，故X线并不作为骨转移的常规筛查手段，而是常用于对有临床症状的部位（如疼痛、病理性骨折）或其他影像学检查（如ECT）所发现的异常进行补充评估[24]。当骨病变破坏超过50%的骨皮质时，易发生病理性骨折，因此X线检查也可以根据骨质破坏程度用于评估病理性骨折的风险[25]。X线检查有一定的特异度，且操作简单、费用低廉，仍是诊断骨转移的主要诊断工具[26]。

3. CT：CT较常规X线检查检测骨转移瘤的灵敏度高，是确定骨病变大小和评估骨皮质受累范围的优选检查方法。CT对全身骨显像检查阳性而X线检查阴性、有局部症状、疑有骨转移、有MRI禁忌证的患者较有价值。

4. MRI检查：MRI灵敏度优于ECT，可显示ECT无法显示的早期骨转移灶，MRI对骨髓腔内的早期转移灶有较高的灵敏度，是评估骨转移骨髓内浸润的首选工具，但MRI对于四肢长骨，尤其是皮质骨转移的作用有一定限度。此外，MRI对水肿灵敏，有较好的软组织分辨率，可直接显示脊柱转移瘤及椎弓、神经根和脊髓本身的侵犯情况，特异度较高，尤其适用于检测伴有神经症状的脊柱转移[22]。MRI缺点是检查时间长，病痛患者不易配合，或受检查视野的限制，对身体其他部位的转移灶常不能提供更多的诊断信息[22]。

5. 正电子发射计算机断层扫描（positron emission tomography/computed tomography，PET-CT）检查：PET-CT是PET与CT相结合的影像技术。PET-CT对于骨转移的灵敏度（62%~100%）和特异度（96%~100%）更高[23]，其中^{18}F-脱氧葡萄糖（^{18}F-fluorodeoxy glucose，^{18}F-FDG）PET-CT对于溶骨性骨转移的显影具有更高的敏感度和特异度，而^{18}F-NaF PET-CT对于成骨性转移更为敏感[27-28]。PET-CT不仅可以反映全身骨骼受累的情况，同时还可以评价肿瘤的全身分期情况，其缺点是价格相对昂贵[29]，因此不作为骨转移患者常规检查项目。

6. 骨穿刺活检：病理学是诊断肾癌骨转移的金标准，但并非所有骨转移患者都需要进行骨穿刺活检。在局限性或早期肾癌患者出现孤立性骨破坏病灶，临床诊断肾癌骨转移有疑问时，应行骨活检确诊；如肾癌病理已确诊，ECT提示多发骨转移，影像学检查也伴有骨质破坏的患者，不必常规进行骨穿刺活检。

7. 骨转换标志物：骨转换标志物是反映骨代谢的间接指标，可反映骨吸收和骨形成的速度，提示骨转移过程中骨破坏和修复程度。常见的骨转换标志物有反映溶骨代谢水平的Ⅰ型胶原交联C-末端肽（type I collagen carboxy-terminal peptide，CTX）、Ⅰ型胶原交联N-末端肽（type I collagen amino-terminal

peptide，NTX）、抗酒石酸酸性磷酸酶等，反映成骨代谢水平的骨特异性碱性磷酸酶（bone specific alkaline phosphatase，BSAP）等[30]。研究显示，发生骨转移的患者骨转换标志物水平（如CTX、NTX）明显高于未发生骨转移的患者，尿液NTX（uNTX）和血清CTX（sCTX）水平升高反映破骨细胞吸收活性增强，反之，破骨细胞抑制后，uNTX和sCTX水平显著下降，因此，骨转换标志物可以一定程度反映抗骨吸收治疗的疗效，且对抗骨吸收治疗反应迅速而灵敏[30]。随着骨转移进展，骨转换标志物水平可进一步升高，骨转换标志物被认为是目前用于检测和评估骨转移的敏感指标[31-32]。

四、治疗

肾癌骨转移的治疗目标为预防或延迟SREs，改善或缓解症状，改善生存质量和尽可能延长患者的生存时间。

肾癌骨转移的治疗原则为系统治疗（如抗血管生成靶向药物、免疫治疗药物、双膦酸盐类和地舒单抗等基础治疗）结合局部干预（如手术或放疗），常需泌尿外科、骨科、放疗科和内科等多学科专家协作[11,33]。对有症状的多发骨转移患者，可在全身治疗的基础上联合局部治疗；对多发骨转移合并内脏转移者，以全身治疗为主，必要时加用局部治疗减轻症状。局部治疗方式的选择应以无创或微创为主，以尽量不中断全身治疗为原则。

（一）系统性药物治疗

1.骨改良药物

（1）地舒单抗：地舒单抗是一种特异性靶向RANKL的全人源IgG2单克隆抗体，可高亲和性及特异性结合RANKL，从而抑制RANKL与破骨细胞前体及破骨细胞表面的RANK结合，进而抑制破骨细胞分化和活性，打破肿瘤骨转移恶性循环，抑制过度骨吸收，减少骨破坏[34]。

一项大型随机双盲Ⅲ期研究中，学者比较了地舒单抗与唑来膦酸对晚期实体肿瘤（乳腺癌和前列腺癌除外）和多发性骨髓瘤骨转移患者在预防SREs发生的疗效和安全性，亚组分析显示，1 597例实体瘤骨转移患者（肾癌患者155例）中，地舒单抗在延迟晚期实体瘤骨转移患者首次SRE发生时间方面优于唑来膦酸，首次SRE发生时间分别为21.4和15.4个月（$HR=0.81$，95%CI：0.68~0.96；$P<0.020$）[35-36]。此外，比较地舒单抗与唑来膦酸在预防实体瘤骨转移及多发性骨髓瘤SREs发生的疗效和安全性的Ⅲ期研究结果显示，地舒单抗比唑来膦酸显著延迟首次SRE的时间为8.2个月（$HR=0.83$，95%CI：0.76~0.90；$P<0.001$）并显著降低SREs的累积发生次数（$HR=0.82$，95%CI：0.75~0.89；

$P<0.001$）[37]。在安全性方面，唑来膦酸组患者有较高的肾脏不良反应发生率（分别为11.8%和9.2%），且急性期不良反应发生率高于地舒单抗组患者（分别为20.2%和8.7%），地舒单抗组患者3~4级低钙血症的发生率较高（分别为3.7%和1.7%），两组患者颌骨坏死的发生率相当（分别为1.8%和1.3%）[38]。

对于预期寿命≥3个月的肾癌骨转移患者，推荐使用地舒单抗治疗。使用方法为120 mg/次，皮下注射，每4周重复1次。

（2）双膦酸盐类药物：双膦酸盐是无机焦磷酸盐的有机类似物，可迅速从血液循环进入骨组织，并与矿化骨基质（羟磷灰石）结合，且优先与骨吸收过程中的活跃骨重塑区域结合。双膦酸盐嵌入骨表面后可缓慢释放到骨基质中，并被破骨细胞吞噬。不含氮双膦酸盐进入破骨细胞后代谢为非水解三磷酸腺苷类似物，引起线粒体膜渗透性改变，激活凋亡蛋白，而含氮双膦酸盐则阻断甲羟戊酸途径，最终破坏破骨细胞功能或诱导破骨细胞凋亡[34,37]。

双膦酸盐临床应用已有多年，目前已发展至第三代，主要获批用于治疗恶性肿瘤溶骨性骨转移引起的骨痛，此外，也可以用于治疗恶性肿瘤并发的高钙血症等。有研究显示，第三代双膦酸盐的代表药物唑来膦酸可延迟晚期肾癌骨转移患者SREs的发生并降低SREs发生风险[39-41]。

双膦酸盐治疗肾癌骨转移常规用法用量为：唑来膦酸4 mg，静脉输注>15 min，每3~4周重复1次；肌酐清除率（creatinine clearance，CrCl）>60 mL/min；伊班膦酸6 mg，静脉输注>15 min，每3~4周重复1次；伊班膦酸负荷疗法6 mg，静脉输注>15 min，连续3 d，以后每3~4周常规使用6 mg/次。

2.疗效评估

（1）SREs：临床研究中通常将SREs作为骨改良药物治疗肿瘤骨转移的疗效评价指标，SREs发生延迟或减少代表骨转移患者临床获益；但在应用骨改良药物过程中SREs的发生不能作为停药指征。

（2）症状：骨改良药物可以缓解部分患者的骨痛症状、延迟骨痛加重时间及减少阿片类药物使用。有研究显示，地舒单抗和唑来膦酸皆可减轻患者骨痛症状，且地舒单抗相比唑来膦酸可显著延迟患者疼痛加重时间（分别为5.6和4.6个月）[42]。此外，有研究显示，骨改良药物可以减少止痛药物尤其是强阿片类药物的使用[43-44]。

（3）影像学评估：恶性肿瘤骨转移的影像学评价包括肿瘤消退和溶骨性病灶再矿化的评价，可考虑使用美国MD安德森癌症中心（MD Anderson Cancer Center，MDA）标准评价骨转移灶疗效（表7-1）。

（4）骨转换标志物：骨转换标志物水平的高低与恶性肿瘤骨转移患者SREs、病情进展及死亡风险相关[45]。有研究显示，骨转移组患者I型胶原吡啶交联终肽和BSAP水平显著高于非骨转移组和健康对照组（$P<0.05$），多发性骨

表7-1　美国MD安德森癌症中心骨转移灶影像学疗效评价标准

疗效评价	标准
完全缓解	X线或CT：溶骨病灶完全硬化、骨密度恢复正常；MRI：病灶信号恢复正常；骨扫描：病灶摄取恢复正常
部分缓解	X线或CT：溶骨病灶出现硬化边或部分硬化，原有病灶出现修复性骨化反应且无疾病进展的证据；X线、CT或MRI：可测量病灶最长直径及其垂直直径总和下降≥50%；X线、CT或MRI：不可测量病灶的大小减少≥50%；骨扫描：病灶摄取下降≥50%
疾病稳定	病灶无改变；X线、CT或MRI：可测量病灶最长直径及其垂直直径总和下降<50%或增加<25%；X线、CT或MRI：不可测量病灶的大小减少<50%或增加<25%；无新发骨转移病灶
疾病进展	X线、CT或MRI：可测量病灶最长直径及其垂直直径总和增加≥25%；X线、CT或MRI：不可测量病灶的大小增加≥25%；骨扫描：病灶摄取增加≥25%；出现新发骨转移灶

转移组（骨转移灶数量≥3个）患者的血清BSAP水平显著高于少发性骨转移组（骨转移灶数量<3个，$P<0.05$）[46]。定量检测和动态观察BSAP，可以为肿瘤骨转移等代谢性骨病治疗效果的监测和病情预后判断提供依据。有研究显示，恶性肿瘤骨转移患者uNTX和sCTX水平可以作为抗骨吸收治疗效果评价和临床结局预测的生化标志物[47]。

3.骨改良药物使用及注意事项

用药时机方面，对于合并骨转移的肾癌患者，如果患者的预期寿命>3个月，骨转移诊断后即应开始给予骨改良药物治疗，包括地舒单抗和双膦酸盐类药物[28]。用药时间方面，大多数临床研究中，骨改良药物治疗时间在6个月以上，但由于骨转移患者始终存在发生SREs的风险，患者有必要持续接受预防或延缓SREs风险的治疗。真实世界研究显示，实体瘤骨转移患者使用骨改良药物1、2和3年的比例分别为49.6%、34.4%和23.1%[48]。停药指征方面，经治疗骨疼痛缓解或抗肿瘤治疗失败不是骨改良药物的停药指征。用药注意事项如下。

（1）监测血钙：使用骨改良药物有发生低钙血症的风险，如果治疗前患者血钙低于正常水平或患者有肾功能不全均可进一步增加低钙血症发生的风险[49-52]，因此，在使用骨改良药物治疗前应纠正原有的低钙血症，在治疗期间应注意每日补充适量维生素D（400 IU）和口服钙剂（500 mg/d），并监测血钙变化。

（2）给药途径选择：选择药物治疗应考虑患者一般情况、疾病状态和同时接受的治疗。静脉使用第三代双膦酸盐类药物相比第一代和第二代药物具有输注时间更短的优势；地舒单抗通过皮下注射给药，门诊治疗更为方便。

（3）联合用药：骨改良药物可以与放疗、免疫治疗、靶向治疗、镇痛治疗联合使用，但均不可与其他种类骨改良药物联合使用。

（4）肾功能监测：双膦酸盐可以导致患者肾功能损伤。有研究显示，约15%的患者使用双膦酸盐治疗后出现肾功能损伤[53]。肾脏损害的发生率与使用双膦酸盐的种类、使用频次、使用持续时间及合并用药有关。使用双膦酸盐过程中需密切监测血清肌酐水平，对于严重肾功能不全患者（CrCl<30 ml/min），伊班膦酸需要减量至2 mg，每3~4周1次，并且每次输注时间应>1 h，不推荐使用唑来膦酸[27]。地舒单抗不经过肾脏代谢，不需监测肾功能和调整剂量，对于肾功能不全的患者优先推荐使用地舒单抗[54-55]。研究显示，部分在接受唑来膦酸治疗时肾功能已发生恶化的患者，在换用地舒单抗后，肾功能得到改善[56]。

（5）颌骨坏死风险：接受骨改良药物治疗的患者中有颌骨坏死（osteonecrosis of the jaw，ONJ）事件的报道，拔牙、种植牙、牙周疾病和口腔感染为ONJ的主要危险因素，科学预防可以有效降低发生ONJ的风险。因此，在初始治疗前应进行口腔检查及预防性治疗并且保持良好的口腔卫生状态。一旦开始骨改良药物治疗，应尽量避免侵入性口腔科操作。如果必须进行牙科手术时，应尽量保守处理，减少手术操作范围，在进行侵入性操作前的1~3个月，应暂停使用骨改良药物，待口腔内伤口愈合后再继续使用骨改良药物治疗，另外，加用抗菌药物也有助于预防ONJ的发生[23]。

4.抗肿瘤治疗

根据MSKCC或国际转移性肾癌数据库联盟（international metastatic renal-cell carcinoma database consortium，IMDC）预后模型将转移性肾癌分为低危、中危、高危，相应人群具有不同的生物学特点。有证据显示分层治疗的必要性，低危人群更适合靶向治疗，而中、高危人群治疗难度大，需要联合免疫治疗，具体治疗选择可参考《中国临床肿瘤学会肾癌诊疗指南2020》[57]。

5.营养与支持治疗

（1）镇痛治疗：药物镇痛是缓解肾癌骨转移疼痛的主要方法之一。镇痛药物的治疗应遵循WHO癌症治疗基本原则进行[58]，遵循口服给药、按阶梯给药、按时给药、个体化给药和注意具体细节5大基本原则。镇痛药物可与骨改良药物或放疗等方法联合使用，以最大限度缓解肾癌骨转移患者的疼痛。

（2）营养支持：对无高钙血症的患者，建议日常多进食高钙食物（如乳品、绿叶蔬菜）或补充钙剂，建议每日钙摄入量约1200 mg。与此同时，患者可通过每天日晒15~30 min、摄入富含维生素D的食物（如富含脂类的鱼、油、肝、强化乳品和谷类）或补充维生素D制剂（400~800 IU/d）。

（二）局部治疗

局部治疗包括原发病灶的切除和转移瘤的治疗。骨转移瘤的治疗方式包括手术、放疗和消融等，主要目的为缓解或消除疼痛和预防病理性骨折而改善生活质量，部分患者可能会延长生存时间[59]。

1. 放射治疗

传统观念认为，肾癌对于放疗不敏感，常规分割放疗对于肾癌疗效有限[60]。目前，体外照射放疗主要用于治疗单发骨转移和多发骨转移疼痛明显的部位，主要目的为缓解骨痛、恢复功能和防止局部病变进一步发展导致病理性骨折和脊髓压迫。

立体定向放疗（stereotactic body radio therapy，SBRT）分割次数少，单次剂量高，疗效显著优于常规分割放疗[60-61]。SBRT治疗1~4周后患者骨痛明显缓解，疼痛控制率为52%~89%，1~3年局部控制率可达80%~90%[62]。常规分割放疗通常4周后起效，疼痛控制率为36%，1年局部控制率仅为25%~45%[63]。骨转移部位与剂量限制性器官之间的距离为影响SBRT疗效和安全的关键因素。

在严格质控条件下，SBRT治疗后≥3度严重不良反应的发生率仅为0~7%[64]。随着SBRT剂量的提升，在改善局控率和患者生存的同时，椎体SBRT治疗后压缩性骨折的概率较常规放疗明显增加（分别为11%~18%和<5%）[65-66]。因此，椎体SBRT治疗后应进行骨外科评估，对不稳定者酌情推荐骨水泥加固或椎体固定术[67]。

（1）放疗剂量、分割方案和正常组织剂量限制。肾癌骨转移首选SBRT技术，不具备SBRT条件的单位才酌情考虑常规放疗。常规放疗单次剂量应≥2Gy，总剂量30~50 Gy，分10~25次完成。SBRT常用分割方案包括30~45 Gy分5次完成、24~30 Gy分3次完成和18~25 Gy分1次完成等[61]。单次SBRT方案存在增加椎体压缩性骨折的风险[68]，对已有椎体压缩性骨折、溶骨性改变范围大、脊柱畸形和高龄的患者，应选择分次SBRT方案[69]。推荐采用MRI与CT融合技术精确勾画脊髓靶区。SBRT正常组织剂量限制建议参考TG 101和RTOG 0631标准[70]。

（2）放疗与系统药物联合：舒尼替尼可通过抑制血管内皮生长因子和成纤维细胞源生长因子改善肾癌对放疗的敏感性。SBRT可诱导血管内皮细胞凋亡，与酪氨酸激酶抑制剂（tyrosine kinase inhibitor，TKI）联用，可达到协同增效的目的[71]。有研究显示，单用SBRT局部控制率为81%，SBRT联合TKI局部控制率为96%，且联合应用未增加不良反应的发生[72]。因此，在SBRT治疗过程中，不建议TKI减量或停药。此外，SBRT可促进肿瘤释放多种抗原，诱导肿瘤特异性T辅助细胞的产生，SBRT与免疫治疗联合，可能具有协同增效的作用[73-74]。

2. 外科治疗

肾癌骨转移多为溶骨性，易引起病理性骨折或脊髓压迫等并发症。骨转移最有效的治疗方法为手术切除转移灶。对可切除的原发病灶或已被切除原发病灶伴单一骨转移病变（不合并其他转移病灶）的患者，应进行积极的根治性外科治疗。对于孤立性骨转移病灶或寡转移病灶，手术切除可能延长部分患者的生存时间且需要多学科专家团队共同制定方案[75-79]。但但肾癌骨转移患者常为多发性骨转移，针对骨转移的外科手术多为姑息性治疗，主要用于治疗和预防病理性骨折、缓解脊髓压迫，达到缓解症状、避免神经损伤、保存或恢复机体功能、提高生活质量的目的。对于骨转移伴承重骨有骨折风险的患者应进行预防性内固定，避免骨折的出现。对于已出现病理性骨折或脊髓压迫症状符合下列3个条件者，应首先选择骨科手术治疗：（1）预计患者存活时间>3个月；（2）体能状态良好；（3）术后能改善患者的生活质量，有助于接受放疗、化疗和护理[80 81]。对于脊髓压迫需要减压的骨转移患者，减压手术联合放疗的效果要优于单独放疗[82]。

3. 消融治疗

消融治疗主要有射频消融和冷冻消融2种，在影像导航下经皮穿刺消融治疗可减轻疼痛，并控制局部肿瘤[83]。80%~95%的脊柱转移瘤患者消融治疗后疼痛缓解，并发症发生率为0~7%，包括一过性神经根症状、无菌性脑膜炎、血肿、感染和椎体塌陷，其中，椎体塌陷需骨水泥填充治疗[84]。有研究显示，冷冻消融后局部控制率为81%，射频消融的局部控制率为87.5%[85]。由于消融治疗的作用半径有限，仅建议用于转移病灶直径<3 cm且有症状的肾癌骨转移灶[11]。

五、多学科诊疗团队（multi-disciplinary team，MDT）综合诊疗

MDT是建立在循证医学基础上的治疗模式，这种治疗模式围绕患者的病情，通过多学科专家的讨论制定个体化的诊疗方案。多项研究证实，MDT有助于多种肿瘤的规范化诊疗，有助于改善患者生存[86-87]。

肾癌骨转移多学科诊疗的一般流程为：MDT讨论前需要完成实验室、影像学、内镜、病理等相关检查，经由高年资医师审核后，报请MDT秘书统一安排；参与讨论的专家团队成员一般包括泌尿外科、骨外科、肿瘤内科、放疗科、核医学科、影像科、病理科等学科的专家。讨论过程中，首先由主管医师汇报患者病史，由影像科、病理科专家解读影像检查及病理报告结果，在首席专家的主持下，由相关专科的专家提出诊断和治疗策略；原则上要以指南中的循证医学证据为指导，结合患者的具体情况（包含患者意愿），综合各学科专家的诊疗意见，与患者交流后，由患者决定治疗选择，首席专家最终确定合理

的个体化治疗方案，并交由相关专科具体实施。若治疗中患者病情发生变化或治疗效果不理想，需再次提请MDT讨论，调整治疗方案。

在MDT治疗模式下，可形成外科治疗联合化疗、放疗、靶向治疗、介入治疗的个体化的综合治疗模式。而加强MDT组织管理是实现骨转移等肿瘤相关疾病规范化诊疗的有效保障，使患者获得最佳治疗效果的同时，也有效地减少了医疗资源的浪费，还可全面提升医务人员的诊治水平。

共识专家组顾问：

叶定伟（复旦大学附属肿瘤医院泌尿外科）、李长岭（国家癌症中心 国家肿瘤临床医学研究中心 中国医学科学院北京协和医学院肿瘤医院泌尿外科）

执笔专家：

曹达龙（复旦大学附属肿瘤医院泌尿外科）

参与本次共识审定的专家（以姓氏拼音首字母为序）：

曹达龙（复旦大学附属肿瘤医院泌尿外科）、崔殿生（湖北省肿瘤医院泌尿外科）、苟欣（重庆医科大学附属第一医院泌尿外科）、韩惟青（湖南省肿瘤医院泌尿外科）、何志嵩（北京大学第一医院泌尿外科）、胡四龙（复旦大学附属肿瘤医院核医学科）、贾瑞鹏（南京市第一医院泌尿外科）、居正华（福建省肿瘤医院泌尿外科）、李毅宁（福建医科大学附属第二医院泌尿外科）、李长岭（国家癌症中心 国家肿瘤临床医学研究中心 中国医学科学院北京协和医学院肿瘤医院泌尿外科）、吕家驹（山东省立医院泌尿外科）、马学军（复旦大学附属肿瘤医院放疗科）、史艳侠（中山大学肿瘤防治中心肿瘤科）、王启林（云南省肿瘤医院泌尿外科）、王小林（南通市肿瘤医院泌尿外科）、肖峻（中国科学技术大学附属第一医院泌尿外科）、邢金春（厦门市第一人民医院泌尿外科）、薛波新（苏州大学附属第二医院泌尿外科）、叶定伟（复旦大学附属肿瘤医院泌尿外科）、杨勇（北京大学肿瘤医院泌尿外科）、张桂铭（青岛大学附属医院泌尿外科）、张奇夫（吉林省肿瘤医院泌尿外科）

参考文献

[1] Sung H，Ferlay J，Siegel RL，et al. Global cancer statistics 2020：GLOBOCAN estimates of incidence and mortality worldwide for 36 cancers in 185 countries[J]. CA Cancer J Clin，2021，71(3)：209-249.

[2] Bianchi M，Sun M，Jeldres C，et al. Distribution of metastatic sites in renal cell carcinoma：a

population-based analysis[J]. Ann Oncol, 2012, 23(4): 973-980.

[3] Grünwald V, Eberhardt B, Bex A, et al. An interdisciplinary consensus on the management of bone metastases from renal cell carcinoma[J]. Nat Rev Urol, 2018, 15(8): 511-521.

[4] Stopeck AT, Lipton A, Body JJ, et al. Denosumab compared with zoledronic acid for the treatment of bone metastases in patients with advanced breast cancer: a randomized, double-blind study[J]. J Clin Oncol, 2010, 28(35): 5132-5139.

[5] McKay RR, Kroeger N, Xie W, et al. Impact of bone and liver metastases on patients with renal cell carcinoma treated with targeted therapy[J]. Eur Urol, 2014, 65(3): 577-584.

[6] 张浩然, 张兴明, 朱旭东, 等. 不同部位转移灶对肾癌患者预后的影响及其对IMDC评分的改良价值[J]. 中华泌尿外科杂志, 2020, 41(6): 439-445.

[7] Chen SC, Kuo PL. Bone metastasis from renal cell carcinoma[J]. Int J Mol Sci, 2016, 17(6): 987.

[8] Guise T. Examining the metastatic niche: targeting the microenvironment[J]. Semin Oncol, 2010, 37(Suppl 2): S2-S14.

[9] Zekri J, Ahmed N, Coleman RE, et al. The skeletal metastatic complications of renal cell carcinoma[J]. Int J Oncol, 2001, 19(2): 379-382.

[10] Glaspy JA. Therapeutic options in the management of renal cell carcinoma[J]. Semin Oncol, 2002, 29(3 Suppl 7): 41-46.

[11] Grünwald V, Eberhardt B, Bex A, et al. An interdisciplinary consensus on the management of bone metastases from renal cell carcinoma[J]. Nat Rev Urol, 2018, 15(8): 511-521.

[12] Laird BJ, Walley J, Murray GD, et al. Characterization of cancer-induced bone pain: an exploratory study[J]. Support Care Cancer, 2011, 19(9): 1393-1401.

[13] Woodward E, Jagdev S, McParland L, et al. Skeletal complications and survival in renal cancer patients with bone metastases[J]. Bone, 2011, 48(1): 160-166.

[14] 肾癌骨转移专家共识编写组. 肾癌骨转移专家共识(2020版)[J]. 中华肿瘤杂志, 2020, 42(7): 537-542.

[15] Dong Y, Wang Z, Lu X, et al. Clinical outcomes of 168 Chinese patients after local surgery for bone metastases arising from advanced renal cell carcinoma[J]. Cancer, 2020, 126(Suppl 9): 2079-2085.

[16] Henriksson C, Haraldsson G, Aldenborg F, et al. Skeletal metastases in 102 patients evaluated before surgery for renal cell carcinoma[J]. Scand J Urol Nephrol, 1992, 26(4): 363-366.

[17] Seaman E, Goluboff ET, Ross S, et al. Association of radionuclide bone scan and serum alkaline phosphatase in patients with metastatic renal cell carcinoma[J]. Urology, 1996, 48(5): 692-695.

[18] Shvarts O, Lam JS, Kim HL, et al. Eastern Cooperative Oncology Group performance status predicts bone metastasis in patients presenting with renal cell carcinoma: implication for preoperative bone scans[J]. J Urol, 2004, 172(3): 867-870.

[19] 那彦群. 中国泌尿外科疾病诊断治疗指南手册2014版[M]. 北京: 人民卫生出版社, 2014.

[20] 中华医学会骨科学分会骨肿瘤学组. 四肢骨转移瘤外科治疗指南[J]. 中华骨科杂志, 2019, 39(24): 1485-1495.

[21] 李晓敏,张万春,安彩霞.99mTc-MDP骨显像预测唑来膦酸治疗乳腺癌骨转移的骨修复效果的初步研究[J].医学研究杂志,2015,(7):77-80.

[22] 汪建强,曹春晓,杨琦,等.多模式影像18F-FDG符合显影、99mTc-MDP骨显影及MRI诊断脊柱转移瘤的临床价值[J].医学影像学杂志,2016,26(11):2092-2095.

[23] 中国抗癌协会癌症康复与姑息治疗专业委员会,中国抗癌协会临床肿瘤学协作专业委员会.恶性肿瘤骨转移及骨相关疾病临床诊疗专家共识2014版[M].北京:北京大学医学出版社,2014.

[24] Rybak LD,Rosenthal DI. Radiological imaging for the diagnosis of bone metastases[J]. Q J Nucl Med,2001,45(1):53-64.

[25] Rosenthal DI. Radiologic diagnosis of bone metastases[J]. Cancer,1997,80(Suppl 8):1595-1607.

[26] 吴一龙,张明和,廖美琳,等.肺癌的诊断和分期临床指引[J].中国肺癌杂志,2003,6(5):330-334.

[27] 北京医学奖励基金会肺癌青年专家委员会,中国胸外科肺癌联盟.肺癌骨转移诊疗专家共识(2019版)[J].中国肺癌杂志,2019,22(4):187-207.

[28] Bedard G.骨转移手册——医护专业人员版[M].于胜吉,张娜,译.2版.长沙:中南大学出版社,2018.

[29] Li EC,Davis LE. Zoledronic acid:a new parenteral bisphosphonate[J]. Clin Ther,2003,25(11):2669-2708.

[30] 张萌萌,张秀珍,邓伟民,等.骨代谢生化指标临床应用专家共识(2020)[J].中国骨质疏松杂志,2020,26(6):781-796.

[31] Bayrak SB,Ceylan E,Serter M,et al. The clinical importance of bone metabolic markers in detecting bone metastasis of lung cancer[J]. Int J Clin Oncol,2012,17(2):112-118.

[32] Coleman RE. The clinical use of bone resorption markers in patients with malignant bone disease[J]. Cancer,2002,94(10):2521-2533.

[33] 董培,刘洋,张志凌,等.靶向治疗时代转移性肾癌多学科综合治疗的单中心经验总结[J].中华泌尿外科杂志,2020,41(1):1-7.

[34] Anastasilakis AD,Polyzos SA,Makras P. Therapy of endocrine disease:denosumab vs bisphosphonates for the treatment of postmenopausal osteoporosis[J]. Eur J Endocrinol,2018,179(1):R31-R45.

[35] Henry DH,Costa L,Goldwasser F,et al. Randomized,double- blind study of denosumab versus zoledronic acid in the treatment of bone metastases in patients with advanced cancer (excluding breast and prostate cancer) or multiple myeloma[J]. J Clin Oncol,2011,29(9):1125-1132.

[36] Henry D,Vadhan-Raj S,Hirsh V,et al. Delaying skeletal-related events in a randomized phase 3 study of denosumab versus zoledronic acid in patients with advanced cancer:an analysis of data from patients with solid tumors[J]. Support Care Cancer,2014,22(3):679-687.

[37] Lehenkari PP,Kellinsalmi M,Näpänkangas JP,et al. Further insight into mechanism of action of clodronate:inhibition of mitochondrial ADP/ATP translocase by a nonhydrolyzable, adenine-containing metabolite[J]. Mol Pharmacol,2002,61(5):1255-1262.

[38] Lipton A,Fizazi K,Stopeck AT,et al. Superiority of denosumab to zoledronic acid for

prevention of skeletal-related events: a combined analysis of 3 pivotal, randomised, phase 3 trials[J]. Eur J Cancer, 2012, 48(16): 3082-3092.

[39] Keizman D, Ish-Shalom M, Maimon N, et al. Are bisphosphonates an indispensable tool in the era of targeted therapy for renal cell carcinoma and bone metastases?[J]. World J Urol, 2014, 32(1): 39-45.

[40] Rosen LS, Gordon D, Tchekmedyian S, et al. Zoledronic acid versus placebo in the treatment of skeletal metastases in patients with lung cancer and other solid tumors: a phase III, double-blind, randomized trial: the zoledronic acid lung cancer and other solid tumors study group[J]. J Clin Oncol, 2003, 21(16): 3150-3157.

[41] Lipton A, Zheng M, Seaman J. Zoledronic acid delays the onset of skeletal-related events and progression of skeletal disease in patients with advanced renal cell carcinoma[J]. Cancer, 2003, 98(5): 962-969.

[42] Henry D, Vadhan-Raj S, Hirsh V, et al. Delaying skeletal-related events in a randomized phase 3 study of denosumab versus zoledronic acid in patients with advanced cancer: an analysis of data from patients with solid tumors[J]. Support Care Cancer, 2014, 22(3): 679-687.

[43] Wong R, Wiffen PJ. Bisphosphonates for the relief of pain secondary to bone metastases[J]. Cochrane Database Syst Rev, 2002, 2002(2): CD002068.

[44] von Moos R, Body JJ, Egerdie B, et al. Pain and health-related quality of life in patients with advanced solid tumours and bone metastases: integrated results from three randomized, double-blind studies of denosumab and zoledronic acid[J]. Support Care Cancer, 2013, 21(12): 3497-3507.

[45] Goggins M. Molecular markers of early pancreatic cancer[J]. J Clin Oncol, 2005, 23(20): 4524-4531.

[46] 忻宇, 韩宝惠, 娄家陶, 等. 骨代谢标志物ICTP、BAP对肺癌骨转移的诊断意义[J]. 中国肺癌杂志, 2010, 13(10): 947-953.

[47] Costa L, Demers LM, Gouveia-Oliveira A, et al. Prospective evaluation of the peptide-bound collagen type I cross-links N-telopeptide and C-telopeptide in predicting bone metastases status[J]. J Clin Oncol, 2002, 20(3): 850-856.

[48] Qian Y, Bhowmik D, Kachru N, et al. Longitudinal patterns of bone-targeted agent use among patients with solid tumors and bone metastases in the United States[J]. Support Care Cancer, 2017, 25(6): 1845-1851.

[49] Body JJ, Diel IJ, Tripathy D, et al. Intravenous ibandronate does not affect time to renal function deterioration in patients with skeletal metastases from breast cancer: phase III trial results[J]. Eur J Cancer Care (Engl), 2006, 15(3): 299-302.

[50] Stopeck AT, Lipton A, Body JJ, et al. Denosumab compared with zoledronic acid for the treatment of bone metastases in patients with advanced breast cancer: a randomized, double-blind study[J]. J Clin Oncol, 2010, 28(35): 5132-5139.

[51] Block GA, Bone HG, Fang L, et al. A single-dose study of denosumab in patients with various degrees of renal impairment[J]. J Bone Miner Res, 2012, 27(7): 1471-1479.

[52] Hanamura M, Iwamoto T, Soga N, et al. Risk factors contributing to the development of hypocalcemia after zoledronic acid administration in patients with bone metastases of solid

tumor[J]. Biol Pharm Bull,2010,33(4):721-724.

[53] Saad F,Gleason DM,Murray R,et al. A randomized,placebo- controlled trial of zoledronic acid in patients with hormone- refractory metastatic prostate carcinoma[J]. J Natl Cancer Inst,2002,94(19):1458-1468.

[54] Escudier B,Porta C,Schmidinger M,et al. Renal cell carcinoma:ESMO clinical practice guidelines for diagnosis,treatment and follow-up[J]. Ann Oncol,2019,30(5):706-720.

[55] Grávalos C,Rodríguez C,Sabino A,et al. SEOM clinical guideline for bone metastases from solid tumours (2016)[J]. Clin Transl Oncol,2016,18(12):1243-1253.

[56] Yamasaki M,Yuasa T,Uehara S,et al. Improvement of renal function by changing the bone-modifying agent from zoledronic acid to denosumab[J]. Int J Clin Oncol,2016,21(6):1191-1195.

[57] 周莉,盛锡楠. 晚期肾癌的治疗规范:《CSCO肾癌诊疗指南2020》解读[J]. 肿瘤综合治疗电子杂志,2020,6(4):1-6.

[58] 孙燕,李同度,于世英. 癌症疼痛的处理[M].北京:人民卫生出版社,2001.

[59] Kitamura H,Takahashi A,Takei F,et al. Molecular-targeted therapy and surgery may prolong survival of renal cell carcinoma patients with bone metastasis:a multi-institutional retrospective study in Japan[J]. Anticancer Res,2016,36(10):5531-5536.

[60] De Meerleer G,Khoo V,Escudier B,et al. Radiotherapy for renal-cell carcinoma[J]. Lancet Oncol,2014,15(4):e170-e177.

[61] Laufer I,Rubin DG,Lis E,et al. The NOMS framework:approach to the treatment of spinal metastatic tumors[J]. Oncologist,2013,18(6):744-751.

[62] Amini A,Altoos B,Bourlon MT,et al. Local control rates of metastatic renal cell carcinoma (RCC) to the bone using stereotactic body radiation therapy:Is RCC truly radioresistant?[J]. Pract Radiat Oncol,2015,5(6):e589-e596.

[63] He L,Liu Y,Han H,et al. Survival outcomes after adding stereotactic body radiotherapy to metastatic renal cell carcinoma patients treated with tyrosine kinase inhibitors[J]. Am J Clin Oncol,2020,43(1):58-63.

[64] Wang CJ,Christie A,Lin MH,et al. Safety and efficacy of stereotactic ablative radiation therapy for renal cell carcinoma extracranial metastases[J]. Int J Radiat Oncol Biol Phys,2017,98(1):91-100.

[65] Sahgal A,Whyne CM,Ma L,et al. Vertebral compression fracture after stereotactic body radiotherapy for spinal metastases[J]. Lancet Oncol,2013,14(8):e310-e320.

[66] Thibault I,Atenafu EG,Chang E,et al. Risk of vertebral compression fracture specific to osteolytic renal cell carcinoma spinal metastases after stereotactic body radiotherapy:a multi-institutional study[J]. J Radiosurg SBRT,2015,3(4):297-305.

[67] Teyssonneau D,Gross-Goupil M,Domblides C,et al. Treatment of spinal metastases in renal cell carcinoma:a critical review[J]. Crit Rev Oncol Hematol,2018,125:19-29.

[68] Ghia AJ,Chang EL,Bishop AJ,et al. Single-fraction versus multifraction spinal stereotactic radiosurgery for spinal metastases from renal cell carcinoma:secondary analysis of Phase I/II trials[J]. J Neurosurg Spine,2016,24(5):829-836.

[69] Nguyen QN,Shiu AS,Rhines LD,et al. Management of spinal metastases from renal cell

carcinoma using stereotactic body radiotherapy[J]. Int J Radiat Oncol Biol Phys, 2010, 76(4): 1185-1192.

[70] Hanna GG, Murray L, Patel R, et al. UK Consensus on normal tissue dose constraints for stereotactic radiotherapy[J]. Clin Oncol (R Coll Radiol), 2018, 30(1): 5-14.

[71] Kolesnick R, Fuks Z. Radiation and ceramide-induced apoptosis[J]. Oncogene, 2003, 22(37): 5897-5906.

[72] De Wolf K, Rottey S, Vermaelen K, et al. Combined high dose radiation and pazopanib in metastatic renal cell carcinoma: a phase I dose escalation trial[J]. Radiat Oncol, 2017, 12(1): 157.

[73] Bernstein MB, Garnett CT, Zhang H, et al. Radiation-induced modulation of costimulatory and coinhibitory T-cell signaling molecules on human prostate carcinoma cells promotes productive antitumor immune interactions[J]. Cancer Biother Radiopharm, 2014, 29(4): 153-161.

[74] Ishiyama H, Teh BS, Ren H, et al. Spontaneous regression of thoracic metastases while progression of brain metastases after stereotactic radiosurgery and stereotactic body radiotherapy for metastatic renal cell carcinoma: abscopal effect prevented by the blood-brain barrier?[J]. Clin Genitourin Cancer, 2012, 10(3): 196-198.

[75] Dürr HR, Maier M, Pfahler M, et al. Surgical treatment of osseous metastases in patients with renal cell carcinoma[J]. Clin Orthop Relat Res, 1999, (367): 283-290.

[76] Fuchs B, Trousdale RT, Rock MG. Solitary bony metastasis from renal cell carcinoma: significance of surgical treatment[J]. Clin Orthop Relat Res, 2005, (431): 187-192.

[77] Mottet N, van den Bergh RCN, Briers E, et al. EAU-EANM- ESTRO-ESUR-SIOG guidelines on prostate cancer-2020 update. Part 1: screening, diagnosis, and local treatment with curative intent[J]. Eur Urol, 2021, 79(2): 243-262.

[78] Fottner A, Szalantzy M, Wirthmann L, et al. Bone metastases from renal cell carcinoma: patient survival after surgical treatment[J]. BMC Musculoskelet Disord, 2010, 11: 145.

[79] Alt AL, Boorjian SA, Lohse CM, et al. Survival after complete surgical resection of multiple metastases from renal cell carcinoma[J]. Cancer, 2011, 117(13): 2873-2882.

[80] Kollender Y, Bickels J, Price WM, et al. Metastatic renal cell carcinoma of bone: indications and technique of surgical intervention[J]. J Urol, 2000, 164(5): 1505-1508.

[81] Kuczyk MA, Anastasiadis AG, Zimmermann R, et al. Current aspects of the surgical management of organ-confined, metastatic, and recurrent renal cell cancer[J]. BJU Int, 2005, 96(5): 721-727, quiz i-ii.

[82] Patchell RA, Tibbs PA, Regine WF, et al. Direct decompressive surgical resection in the treatment of spinal cord compression caused by metastatic cancer: a randomised trial[J]. Lancet, 2005, 366(9486): 643-648.

[83] Nazario J, Tam AL. Ablation of bone metastases[J]. Surg Oncol Clin N Am, 2011, 20(2): 355-368.

[84] Munk PL, Murphy KJ, Gangi A, et al. Fire and ice: percutaneous ablative therapies and cement injection in management of metastatic disease of the spine[J]. Semin Musculoskelet Radiol, 2011, 15(2): 125-134.

［85］　Gardner CS，Ensor JE，Ahrar K，et al. Cryoablation of bone metastases from renal cell carcinoma for local tumor control［J］. J Bone Joint Surg Am，2017，99(22)：1916-1926.

［86］　Borras JM，Albreht T，Audisio R，et al. Policy statement on multidisciplinary cancer care［J］. Eur J Cancer，2014，50(3)：475-480.

［87］　Hong NJ，Wright FC，Gagliardi AR，et al. Examining the potential relationship between multidisciplinary cancer care and patient survival：an international literature review［J］. J Surg Oncol，2010，102(2)：125-134.

［本文为《肾癌骨转移和骨相关疾病临床诊疗专家共识（2021版）》的二次发表（全文），已获《中华医学杂志》社有限责任公司授权收录本书中出版发行。］

第八章　肺癌骨转移临床诊疗专家共识

　　肺癌是导致患者因癌症死亡的首要原因，且许多患者在确诊时即为晚期[1-3]。骨骼是肺癌血行转移主要部位之一，发生率为30%~40%[4-7]。随着治疗方法和技术的进步，晚期肺癌患者的5年生存率逐渐提高[8-9]，在患者生存获益的同时，发生骨转移及骨相关事件（SREs，包括病理性骨折、脊髓压迫、骨手术和骨放疗）的风险亦随之增高[6,10-11]。骨转移常预示患者生活质量的下降和生存期的缩短[12]，SREs则更进一步影响患者的生活质量，同时增加整体的治疗负担。因此，在控制原发疾病的同时，积极治疗骨转移显得尤为重要。需针对骨转移采取多学科综合治疗（MDT）模式，有计划、合理地制定个体化综合治疗方案，减少或延缓骨转移并发症及SREs的发生，同时保证抗肿瘤治疗的顺利进行，使患者在延长生存期、提高生活质量等方面最大程度获益（图8-1）。

一、肺癌骨转移的病理分型与发病机制

　　肺癌骨转移发生于脊柱者占50%以上，其次为肋骨（约50%）、骨盆（20%）、股骨和胸骨（各占15%左右）[6,13-15]。肺腺癌患者发生骨转移的风险较其他病理类型略高，且不同病理类型肺癌发生骨转移的好发部位有差异，如脊柱转移中腺癌比例可能高达79%[16]。

　　恶性肿瘤骨转移按病变特征可分为溶骨性、成骨性和混合性[17]，肺癌的骨转移大部分属于溶骨性，属于发生SREs危险性较高的骨转移类型[18-19]。溶骨性骨转移发生机制中，NF-κB受体活化因子（RANK）与其配体（RANKL）信号通路起重要作用：肿瘤细胞分泌甲状旁腺激素相关蛋白（PTHrP），促进成骨细胞表达过量RANKL，与位于破骨细胞前体细胞上的受体RANK结合，激活破骨细胞的分化、成熟和活化，促进骨质破坏和溶解；骨质溶解后又释放出促进肿瘤生长的因子，从而形成了恶性循环[20-21]。部分肿瘤细胞也可能分泌增加成

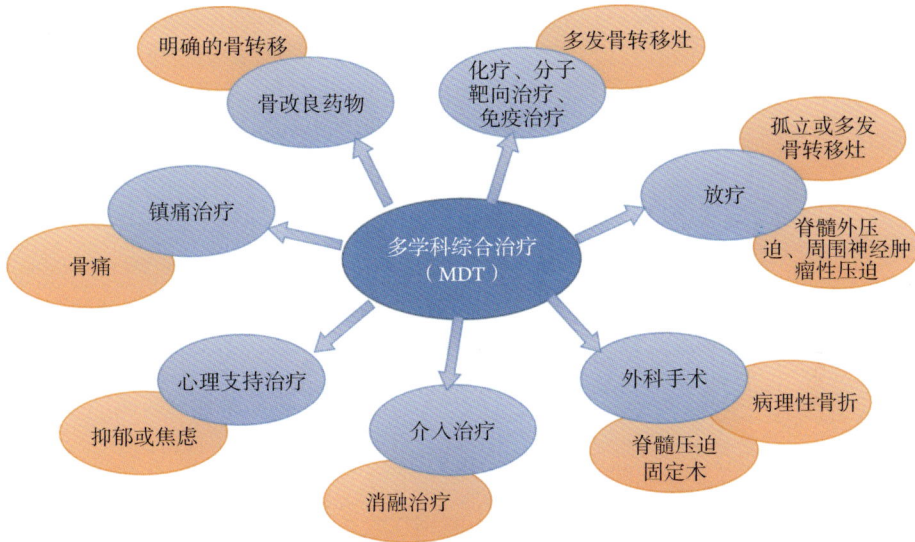

多学科综合治疗的理念，核心在于包括肿瘤科、骨外科和放疗科等多个学科领域协同参与，针对不同病症情况进行系统化、个体化的治疗方案制定。

图8-1 专家共识——肺癌骨转移的MDT推荐

骨细胞活性的因子，包括BMPs、TGF-β、内皮素-1、成纤维细胞生长因子家族等，促进成骨细胞增殖和分化[18]。需要注意的是，肿瘤成骨性骨转移形成的是结构紊乱的病理性的成骨，力学性能差，也有发生病理性骨折的风险[22]。

二、临床表现

约50%的肺癌骨转移患者可能出现骨转移相关的症状，包括骨痛、病理性骨折、脊髓压迫、高钙血症等[23]。骨痛为骨转移最主要的临床症状，过度激活的破骨细胞溶骨释放的大量氢离子刺激外周痛觉感受器，是引起骨痛的直接原因之一；同时肿瘤细胞分泌的前列腺素、白介素-1（interleukin-1，IL-1）、肿瘤坏死因子（tumor necrosis factor，TNF）等疼痛介质及肿瘤侵犯骨膜、神经、软组织，均可导致剧烈疼痛。病理性骨折常严重影响患者行动和生活质量；椎体转移的患者可能因肿瘤直接压迫或导致的椎体骨折引起脊髓压迫，患者常表现为肢体感觉和肌力下降，严重者甚至发生截瘫；高钙血症根据血钙水平可分为轻度、中度和重度，严重顽固高钙血症是肺癌骨转移的致死原因之一。肺癌骨转移晚期患者还可出现乏力、消瘦、贫血、低热等症状。骨转移的临床症状与SREs存在一定关联，但并不完全对等。SREs是标志骨转移进展的事件，如发生严重骨痛需要进行骨放疗，或为预防和治疗病理性骨折、脊髓压迫而进行骨手术；而病理性骨折与脊髓压迫可进行客观评价，既是临床表现，也定义为SREs[24]。22%~59%的肺癌骨转移患者可能出现SREs[24]。

肺癌骨转移患者受到原发肿瘤与骨转移双重因素引起的生理、心理压力，可能表现为焦虑、抑郁、失望及孤独等。如果症状得不到很好的控制，心理需求得不到确认和满足，就可能影响患者继续接受抗肿瘤治疗的信心。

三、诊断

肺癌发病隐匿，确诊时往往已进展至晚期，超过一半的患者在确诊时就已经伴有骨转移，其余患者也多在平均随访9个月时发生骨转移[25]。因此需要密切关注肺癌患者的骨转移风险，一旦确诊肺癌的患者出现骨痛、病理性骨折、碱性磷酸酶升高或未发现病灶进展但肿瘤标志物持续升高、脊髓或神经受压及高钙血症等临床表现，应进一步对疼痛部位、有症状部位、脊髓受压部位进行骨影像学检查，如X线检查、CT检查及MRI检查等。而对于以骨科症状为首发表现者，需要评估原发灶及骨转移灶获取病理的难易程度，从而选择进行骨转移灶活检或其他转移灶活检，明确病理。影像学评估通常对溶骨性病变敏感，对成骨性病变敏感度较低，但对判断成骨性病变的范围有帮助。肺癌骨转移的推荐诊断流程见图8-2。

（一）影像学诊断

1. X线

X线是常规的骨科检查方法，是骨转移瘤最基本、最有意义的检查，X线片中肺癌骨转移多表现为溶骨性病变，一般认为椎体破坏超过30%~50%才能在X线片上发现骨质破坏。全身治疗有效时会逐渐成骨，成骨改变可作为判断内科治疗疗效的指标之一[26]。但X线片检测早期骨转移瘤的灵敏度低[9,26]，对重叠结构显像效果差，在骨髓内转移未累及骨皮质时，易被高密度皮质掩盖而漏诊，因此常比ECT显示骨转移灶晚3~6个月，大多用于对有临床症状的部位或其他影像学检查发现的异常进行补充评估[27]，或作为随访的基本手段。

2. CT/增强CT

CT较常规X线片检测骨转移瘤的灵敏度高，是对骨转移的诊断、骨质破坏程度评价较实用的工具。CT可精确地显示骨质破坏及其周围软组织肿块；增强CT有助于显示骨转移瘤的血供特点、病变与周围神经、血管结构的关系；CT对全身骨显像检查阳性而X线片阴性、有局部症状、疑有骨转移、MRI禁忌的患者较有价值。

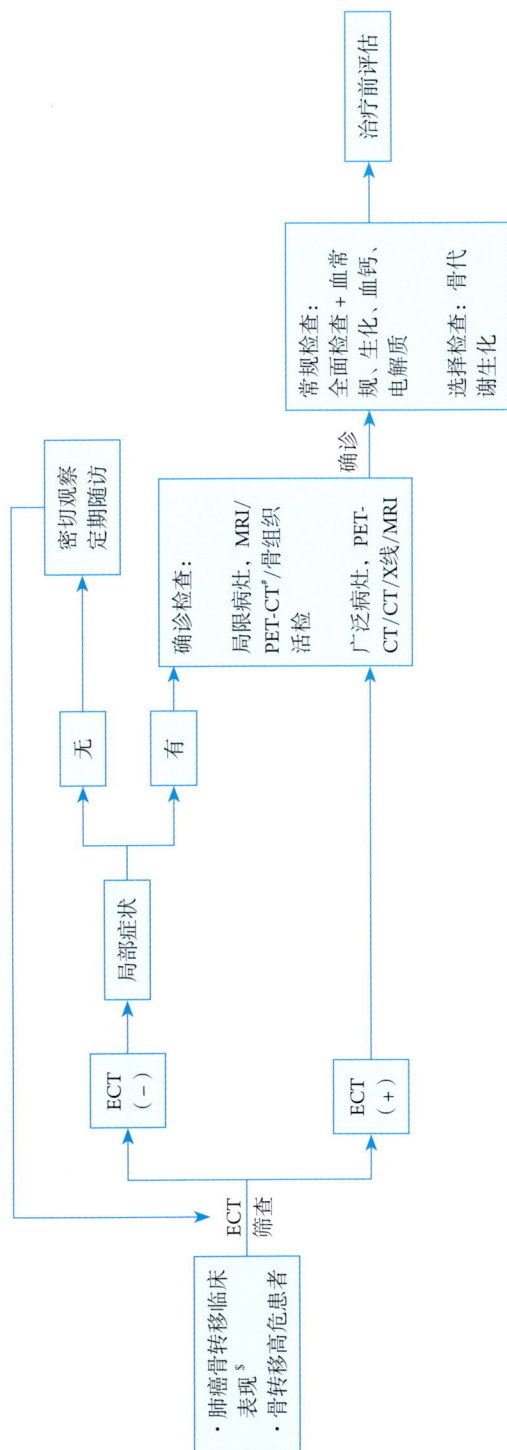

图8-2　专家共识——肺癌骨转移诊断流程推荐

§.骨疼痛、活动障碍、病理性骨折、脊髓压迫及脊神经压迫、高钙血症等；#由于该检查费用昂贵，因此不推荐作为常规检查手段。

77

3. MRI

MRI对于骨转移的诊断有较高的敏感性，但特异性不高，能通过多平面、多序列成像观察，更准确地显示转移侵犯部位、范围以及周围软组织侵犯及脊髓压迫情况；增强MRI有助于显示更多转移灶。MRI有优于全身骨显像的敏感性，尤其是对骨髓腔内的早期转移灶而言，是评价骨转移骨髓内浸润的首选检查方式。近年来，全身MRI扫描技术可弥补常规MRI扫描范围局限的不足，其诊断骨转移的敏感性同PET-CT[28-29]；PET/MRI也显示出了潜在价值[30-31]。

4. SPECT

目前SPECT检查是骨转移首选的筛查方法，能够早期发现发生在骨骼中的成骨性、溶骨性或混合性骨转移灶，特别是对发现成骨性转移具有独特的优势，具有灵敏度高、全身骨组织一次成像不易漏诊的优点；但除骨转移瘤之外的其他骨病变也可以出现核素浓聚，呈现出假阳性，因此SPECT诊断骨转移的特异度较低。确诊肺癌时的分期检查，建议包括SPECT，也就是说基线保留骨扫描检查，以后每年行1~2次骨扫描监测，动态对比具有较强的临床意义。

5. PET–CT

PET-CT对于骨转移的灵敏度（62%~100%）、特异度（96%~100%）高[32-34]，^{18}F-FDG PET-CT对于溶骨性转移及骨髓的转移最为敏感，而^{18}F-NaF PET-CT对于成骨性转移最为敏感，因此选择恰当的显像剂对于骨转移寡病灶的诊断更为重要。^{18}F-FDG PET-CT不仅可以反映全身骨骼受累的情况，还可以评价肿瘤的全身分期情况，其缺点是价格相对昂贵[35]。新型融合型显像设备PET/MRI集成了PET及多参数MRI的多重优势，可能会较PET-CT发现更多、更小或更早的骨转移病灶，但价格昂贵、临床普及性差，临床应用效价比有待进一步观察。

综上所述，以上骨转移瘤的影像学检查方法中[7-13]，ECT用于初筛，ECT检查阳性的部位行X线片、CT和（或）MRI检查。X线片用于观察总体骨强度，CT用于评估骨破坏的范围协助确诊，MRI用于评估肿瘤病变范围和脊髓受压程度。

（二）病理学检查

绝大多数有明确肺癌病史，伴有典型的骨转移影像学表现的患者可直接诊断为骨转移，但有几种情况需要进行骨活检：①以骨科症状为首发表现，肺内病灶不易取材；②肺癌诊断明确，但仅出现孤立性骨破坏病灶，应积极进行活检，因为15%~18%的新发骨病变可能是其他新发肿瘤或非肿瘤病变，而不是肺癌骨转移；③骨病变的确诊对治疗策略的制定有决定性影响；④因为肿瘤的异质性，有时为了治疗方案的优化，仍需要活检进行病理或分子分型，指导个体化的治疗。

骨活检注意事项[15]：穿刺活检前应尽量行增强CT或MRI扫描，避开坏死区域取材且尽可能选取溶骨性区域取材，以满足常规病理及分子病理学诊断的要求；为了明确诊断的骨活检应在任何治疗前进行；通常情况下，穿刺活检不会引起病理性骨折事件的发生；骨转移病灶的活检应遵循肌肉骨骼系统肿瘤活检取材的原则。

（三）骨代谢生物标志物

骨代谢生物标志物可反映骨转移过程中骨吸收和形成的速度，提示骨破坏和修复程度，是潜在可用于诊断及监控疾病进展的新技术，但除碱性磷酸酶（alkaline phosphatase，ALP）外，相关研究对生物标志物的临床应用仍在探索阶段[36-37]。目前临床认可的生物标志物包括 I 型胶原交联N-末端肽（NTX）、I型胶原交联C-末端肽（CTX）和骨特异性碱性磷酸酶（BALP）等[38-40]。

四、治疗

治疗肺癌骨转移的目标是预防或延缓SREs、缓解症状及心理痛苦、提高生活质量、延长生命。肺癌出现骨转移时即为全身性疾病，应采取以全身治疗为主的多学科综合治疗（MDT）模式，包括：肺癌（原发病）的系统治疗（化疗、分子靶向治疗或免疫治疗）、骨改良药物、放疗、手术、镇痛和心理支持治疗等。

治疗原则：以全身治疗为主，其中化疗、分子靶向治疗、免疫治疗可作为肺癌的抗肿瘤治疗方式。骨改良药物可以预防SREs，减轻患者疼痛症状并提高生活质量。合理的局部治疗可以更好地控制骨转移相关症状，其中手术推荐用于治疗孤立骨转移灶，放射治疗也是有效的局部治疗手段。对症止痛治疗可明显改善患者的生活质量。应根据患者的机体状况、肿瘤病理类型及分子分型、病变累及范围（临床分期）和发展趋势，采取MDT模式，有计划、合理地制定个体化综合治疗方案。

专家共识——肺癌骨转移的疗效评估

对于骨转移病灶的疗效评估应当综合临床、影像和肿瘤标志物等多方面信息进行综合判断。对原发肿瘤有效的全身治疗，通常对骨转移病灶也表现为有效；临床症状的改善和肿瘤标志物水平的降低往往预示肿瘤治疗有效。但需注意，位于脊柱的骨转移瘤，治疗前为溶骨性病变，治疗有效后转变为成骨性病变，可能反而会造成局部压迫症状加重，此时需要注意甄别。影像学评估需要综合SPECT/PET-CT、X线、CT，甚至MRI进行综合判定；X线和CT表现从溶骨转变为成骨，往往提示治疗有效；应当重视治疗前影像资料和数据的采集，动态变化的趋势对疗效的评估更有意义。

在治疗过程与疗效评估过程中，尚未组建MDT团队的医院，可个别咨询专科团队，以获得治疗或疗效评估的意见。

（一）抗肿瘤治疗

全身系统性抗肿瘤治疗是晚期肺癌治疗的基石，包括化疗、分子靶向治疗、免疫治疗等。具体参考定期进行系统更新的美国国立综合癌症网络（NCCN）发布的《非小细胞肺癌临床实践指南》[41]、欧洲肿瘤内科学会（European Society for Medical Oncology，ESMO）发布的《转移性非小细胞肺癌临床实践指南》[34]和中国临床肿瘤学会（CSCO）发布的《非小细胞肺癌诊疗指南》[42]等，鼓励患者参加临床研究。

1. 免疫治疗

免疫治疗药物主要是针对驱动基因阴性的晚期肺癌的治疗。抗PD-1单抗可以与T细胞的PD-1受体结合，抗PD-L1单抗则与免疫细胞或肿瘤细胞的PD-L1受体结合，阻断PD-1/PD-L1通路对T细胞的抑制作用，从而激发抗肿瘤效应。根据肺癌治疗指南意见，驱动基因阴性的PD-1/PD-L1低表达晚期肺癌患者，首选抗PD-1/PD-L1联合化疗的一线治疗，而对高表达人群也可选择抗PD-1/PD-L1单药治疗。针对化疗后疾病进展的患者，同样可以选择免疫抑制药单药，如纳武利尤单抗或帕博利珠单抗治疗的方案作为二线治疗。临床研究显示，抗PD-1单抗/抗PD-L1单抗二线治疗晚期非小细胞肺癌均可以延长中位总生存时间[43]。目前已有使用免疫治疗药物联合RANKL抑制药治疗非小细胞肺癌的研究正在进行中[44]。

2. 分子靶向治疗

肺癌的分子靶向治疗是针对可能导致细胞癌变的驱动基因或肿瘤血管生成的信号通路，从分子水平上阻断肿瘤信号传导，从而抑制肿瘤细胞生长，诱导凋亡，甚至使其完全消退的治疗模式。根据药物的作用靶点，肺癌常用的分子靶向治疗药物种类包括：①表皮生长因子受体（epidermal growth factor receptor，EGFR）-酪氨酸激酶抑制药（tyrosine kinase inhibitor，TKI），主要药物包括吉非替尼、厄洛替尼、奥希替尼、阿法替尼等；②棘皮动物微管相关蛋白样4-间变性淋巴瘤激酶（echinoderm microtubule-associated protein-like 4-anaplastic lymphoma kinase，EML4-ALK）融合基因和活性氧原癌基因1

（reactive oxygen species proto-oncogene 1，ROS1）为靶点的酪氨酸酶抑制药，常用药物为克唑替尼、阿来替尼、塞瑞替尼与恩沙替尼等；③血管内皮生长因子受体（vascular endothelial growth factor receptor，VEGFR）为靶点的治疗，代表药物为人源化抗VEGF的单克隆抗体贝伐珠单抗与三线治疗用药安罗替尼。

3. 化疗

含铂双药联合化疗是晚期驱动基因阴性非小细胞肺癌患者的标准一线方案，在缓解率和生存期方面均显著优于单药方案。推荐以顺铂或卡铂为基础的含铂双药方案。

（二）骨改良药物

推荐地舒单抗和双膦酸盐类药物用于肺癌骨转移的治疗，一旦确诊骨转移，无论是否有相应症状，患者均可从治疗中受益，预防或延缓SREs的发生。

1. 地舒单抗

地舒单抗是靶向RANKL的全人源IgG2单克隆抗体，通过与RANKL特异性结合抑制破骨细胞的分化、成熟和活性。在地舒单抗三期临床244研究中，纳入实体瘤（除乳腺癌和前列腺癌）与多发性骨髓瘤的骨转移患者，在接受常规抗肿瘤治疗的基础上，比较地舒单抗与唑来膦酸预防SREs的疗效。244研究的实体瘤亚组（N=1 597，其中肺癌患者811例）分析结果显示，地舒单抗组较唑来膦酸组首次发生SREs的时间显著延迟6个月（21.4个月 vs 15.4个月），多次SREs发生风险相较于使用唑来膦酸减少了15%（HR=0.85，95%CI：0.72~1.00，P=0.048）[45-46]。在针对肺癌（包含小细胞肺癌与非小细胞肺癌）的亚组分析结果中，地舒单抗组患者较唑来膦酸组总生存时间显著延长1.2个月（8.9个月 vs 7.7个月，HR=0.80，95%CI：0.67~0.95，P=0.01）。目前NCCN指南及ESMO指南中均推荐将地舒单抗用于肺癌骨转移的治疗，国内的相应适应证也已经于2020年获批。

2. 双膦酸盐类药物

双膦酸盐是焦磷酸盐分子的稳定类似物，作为肺癌骨转移的基础用药，可以和常规抗肿瘤治疗联合使用。双膦酸盐治疗骨转移的机制为被破骨细胞选择性吸收后抑制破骨细胞的成熟过程和功能，或是诱导破骨细胞凋亡，最终抑制骨破坏。双膦酸盐类药物在药物结构上以及药代动力学和安全性方面也在不断改进，目前较常用的第三代双膦酸盐药物包括唑来膦酸、伊班膦酸钠和因卡膦酸二钠。唑来膦酸等药物也开展了大型三期研究，证实应用双膦酸盐可减轻疼痛、预防或延缓SREs发生，在提高生活质量的基础上，增加骨质密度，减少骨盐代谢紊乱[47-48]。

3. 用药不良反应与安全性

骨改良药物具有较好的耐受性，临床中少有因不良反应而中断治疗者[49]。主要不良反应为非特异性的流感样症状（骨痛、发热、疲乏、寒战及关节或肌肉疼痛），罕见有颌骨坏死（ONJ）、低钙血症、注射部位的轻度反应及无需治疗的无症状血浆磷酸盐水平降低。不同骨改良药物所导致的ONJ发生率相当，ONJ的发生和口腔感染相关（其他危险因素），建议至少每6个月进行1次全面的口腔检查，一旦出现ONJ应早期采取积极治疗。此外，使用双膦酸盐类药物治疗时应关注患者肾功能，如出现肾功能异常，需进行相应的剂量调整。地舒单抗不经过肾脏代谢，无需根据肾功能调整剂量。骨改良药物的使用方法和注意事项见表8-1。

（三）镇痛治疗

对于肺癌骨转移疼痛的处理应采用综合治疗手段，即根据患者的病情、身体状况、疼痛部位及特点，选择恰当的止痛治疗手段，及早、持续、有效地消除疼痛，预防和控制药物的不良反应，提高患者生活质量。肺癌骨转移的镇痛治疗包括药物治疗和非药物治疗，后者包括放疗、手术和介入治疗[50]。

1. 疼痛评估

对于肺癌骨转移疼痛患者，充分进行疼痛评估是合理、有效镇痛治疗的前提，应当遵循"常规、量化、全面、动态"的癌痛评估原则[参照《癌症疼痛诊疗规范（2018年版）》][51]。

2. 镇痛药物应用原则

对于肺癌骨转移患者疼痛的药物治疗，应结合世界卫生组织癌症三阶梯止痛治疗指导原则和《癌症疼痛诊疗规范（2018年版）》指导原则：应当根据癌症患者疼痛的性质、程度、正在接受的治疗和伴随疾病等情况，合理地选择镇痛药物和辅助镇痛药物，个体化调整用药剂量、给药频率，积极防治不良反应，以期获得最佳止痛效果，且减少不良反应。

表8-1 专家共识——骨改良药物的使用方法和注意事项（起始时间、使用时长、注意事项）

药物名称	推荐起始剂量与用法	治疗推荐	使用时长	注意事项
地舒单抗	120 mg，于上臂、大腿上部或腹部皮下给药，每4周一次	肺癌患者影像学检查提示有骨质破坏或骨转移时，如无禁忌证，均推荐应用骨改良药物治疗；对于只存在骨转移风险但未确诊骨转移的患者，则不推荐使用	对预期生命>3个月的患者均推荐使用骨改良药物，并根据患者的耐受及获益情况考虑患者的用药时长，推荐用药维持18~24个月；或可根据临床判断，通过延长药物的使用间隔而延长药物使用的总时长	（1）应用骨改良药物时，仍应密切关注患者发生SREs的风险，尤其是对存在风险因素的患者；在治疗过程中如发生SREs，继续接受骨改良药物治疗仍可以降低再次发生SREs的风险，因此建议继续用药。
唑来膦酸	4 mg，静脉注射>15 min，每3~4周重复一次			（2）使用骨改良药物时，建议每日补充钙500 mg和维生素D 400 IU。
伊班膦酸钠	6 mg，静脉注射>15 min，每3~4周重复一次；负荷疗法6 mg，静脉注射>15 min，连续3 d，持续每3~4周重复6 mg，静脉注射>15 min一次			（3）基于骨改良药物使用后可能出现的不良反应，对于治疗前原有的低钙血症必须先予以纠正才能使用骨改良药物；建议提前联合口腔科进行适当口腔检查，治疗过程中关注包括血清钙、血肌酐、磷酸盐和镁与肾脏功能等指标，避免口腔有创操作；用药期间密切监护患者健康状况，应针对患者不同状况调整治疗方案，最大程度地保障患者的用药安全
因卡膦酸二钠	一般患者一次用量不超过10 mg，65周岁以上患者推荐剂量为5 mg/次；用500~1 000 mL生理盐水溶解后，静脉滴注2~4 h。每3~4周重复1次			

3. 常用镇痛药物种类及注意事项

（1）非甾体类抗炎药物和对乙酰氨基酚。非甾体类抗炎药物具有止痛和抗炎作用，常见的有阿司匹林、布洛芬，以及选择性COX-2抑制药如塞来昔布、依托考昔。对乙酰氨基酚具有镇痛和解热作用，但不具有抗炎作用，常用于缓解轻度疼痛，或与阿片类药物联合用于缓解中、重度疼痛。

（2）阿片类药物。阿片类药物是中、重度癌痛治疗的首选药物。对于慢性癌痛治疗，推荐选择阿片受体激动剂类药物。长期使用时，首选口服给药途径，有明确指征时可选用透皮吸收途径给药或临时皮下注射用药，必要时可以自控镇痛给药。使用阿片类药物时需要注意剂量滴定方法、维持用药选择和不良反应管理，并遵循《癌症疼痛诊疗规范（2018年版）》内容。

（3）骨改良药物。地舒单抗、双膦酸盐等骨改良药物通过抑制破骨细胞作用，减少骨质溶解产生的氢离子，防止骨痛的发生。研究结果显示，骨改良药物可有效减轻癌痛并延长疼痛恶化的时间[52]。

（4）辅助镇痛用药。辅助镇痛用药常用于神经病理性疼痛的辅助镇痛，主要包括抗惊厥类药物、三环类抗抑郁药、皮质激素、N-甲基-D-天冬氨酸受体（NMDAR）拮抗药和局部麻醉药等。

4. 非药物镇痛治疗

对于有放射、外科手术或介入治疗适应证，且骨痛程度较高、已经影响生活质量的患者，可以采用多学科综合治疗的方式，进行非药物的镇痛治疗，具体内容见相应部分。近年来，以经皮神经电刺激（transcutaneous electrical nerve stimulation，TENS）或热疗等方法，联合药物或非药物治疗进行镇痛，也取得了良好的临床应用效果[53-54]。

（四）放射治疗

放射治疗是肺癌骨转移有效的局部治疗方法之一，能够减轻或消除患者疼痛症状，预防病理性骨折和脊髓压迫的发生及缓解脊髓压迫症状，从而改善生活质量、延长生存时间。放射治疗包括外照射和放射性核素治疗两类。

1. 体外放射治疗

体外放射治疗是肺癌骨转移姑息性放疗的首选方法，局部放疗可迅速有效地缓解骨破坏和软组织病变导致的疼痛，一般2周内起效[55]。体外照射适应证：①有骨痛症状的骨转移灶，需缓解疼痛及恢复功能，这一类放射治疗属于SREs的对症治疗；②选择性地用于承重部位骨转移的预防性放疗（如脊柱或股骨转移）[14,56]，这一类放射治疗的首要目的是控制肿瘤，所用剂量通常会更高。

国内尚缺少直接对比单次大分割（单次8 Gy、12 Gy或16 Gy）治疗与常规分割（30 Gy/10 f）治疗的临床证据，参考国外证据与国内实际情况，对治疗剂量和适应证把握推荐如表8-2所示。

表8-2　根据患者情况选择治疗方案和治疗目的

患者情况	推荐治疗方案	治疗目的
PS>2分，预计生存期短	单次大分割	缓解疼痛
非承重骨转移	单次大分割	缓解疼痛，局部控制骨转移灶肿瘤
承重骨（脊椎）转移	常规分割	局部控制骨转移灶肿瘤，缓解疼痛

对于合并软组织肿块的患者，通常需要更高的照射剂量；国内外也有进行中的研究正在评估>30 Gy的放射剂量对骨转移患者的获益，期待后续权威证据的报道。随着放疗技术的发展，立体定向放射治疗（SBRT）因显著提高患者的局部控制率[57]与缓解骨痛症状[58]而被广泛关注，但因技术难度和设备要求较高尚未普及。

2. 放射性核素治疗

放射性核素治疗，或称内放射治疗，是指静脉注入治疗用亲骨性放射性药物后，在骨转移病灶或骨肿瘤部位浓聚的一种微创治疗方法，可以减轻肿瘤组织引起的生物学疼痛[59-63]。由于部分患者放射性核素治疗后会出现骨髓抑制且恢复较慢，影响化疗等后续全身治疗，并且目前内放射治疗多用于乳腺癌或前列腺癌的骨转移治疗，在肺癌骨转移患者中的应用缺少直接证据，建议影像学确认、多学科共同评估，严格掌握适应证并权衡临床风险和获益后再使用。目前骨转移癌放射性核素治疗的常用药物是^{89}Sr。

（五）外科治疗

肺癌骨转移往往导致骨强度下降，进而累及患者的运动系统功能[64-65]；外科治疗的意义不仅仅是切除骨转移患者的原发灶肺癌以改善预后[66]，还在于恢复运动系统功能。外科治疗的基本思想是即刻、稳定的骨结构固定，无需期待完全愈合。

1. 外科治疗的主要目标

外科治疗的主要目标包括：①缓解疼痛，保留活动性和功能性以及改善生命质量；②防止或延迟骨相关事件的发生；③治疗骨相关事件。视不同情况而定，将控制恶性肿瘤发展并延长患者生存时间作为长期治疗目标。

外科治疗的手术方式应根据不同病灶部位、累及范围以及是否存在病理性骨折等因素综合考量[67]。最终手术预期可明显缓解疼痛、保留骨与关节的功能，提高患者生存质量[68-70]。

2. 专科评估标准

骨肿瘤专科重点评估骨相关事件的发生概率及后果，包括骨痛、病理性骨折、脊柱压缩性骨折、脊髓神经压迫风险等，常用到的评分系统为：①Mirels评分量表，评估骨折风险；②脊柱转移瘤脊髓受压ESCC分级表[17]，评估脊髓受压情况。

3. 外科治疗的适应证及禁忌证

外科治疗的适应证包括：①预计患者可存活3个月以上；②全身状况好，能够耐受手术创伤及麻醉；③预计外科治疗后，患者可获得较术前更好的生活质量，甚至能够立即恢复运动系统功能，有助于进一步治疗和护理；④预计原发肿瘤治疗后有较长的无瘤期或无进展生存期；⑤全身治疗有效，但局部出现症状；⑥孤立的骨转移病灶；⑦病理骨折风险高；⑧已发生脊柱不稳定或脊髓受压或者高风险[71]。

外科治疗的禁忌证包括：①预计生存期短于3个月；②全身广泛骨破坏；③涉及多器官广泛转移；④全身状况差，有手术禁忌证。

4. 外科治疗时机

①有恶性肿瘤病史，影像学及组织学检查为单发骨转移；②负重骨出现X线片可见的骨破坏；③保守治疗后，骨破坏仍继续加重；④保守治疗后，疼痛仍继续加重；⑤保守治疗后，运动系统功能仍不能恢复；⑥已经出现病理骨折；⑦有神经压迫症状；⑧脊柱溶骨性破坏，出现截瘫的风险大；⑨对放疗、化疗不敏感的骨转移灶。

（六）介入治疗

微创介入治疗技术因其具有操作简便、创伤微小、安全性高、不良反应少、恢复快速等优点，在肺癌骨转移的局部控制、减轻疼痛、改善生活质量等方面的应用也逐渐成熟。

目前最常用的方法为消融治疗。消融治疗是利用热产生的生物学效应，直接导致病灶组织中的肿瘤细胞发生不可逆损伤或凝固性坏死的一种精准微创的治疗技术[72]。消融治疗可以有效缓解患者疼痛，改善生活质量[73-75]。高强度聚焦超声（high intensity focused ultrasound，HIFU）可将分散的超声能量聚集，产生瞬时高温，利用热效应、空化效应和机械效应杀伤肿瘤细胞[76]。有研究显示，使用HIFU或冷冻消融治疗骨转移疼痛也能收到良好的效果[77]。

骨成形术（osteoplasty）是经穿刺通道将聚甲基丙烯酸甲酯（polymethyl methacrylate，PMMA，又称骨水泥）注入病灶内，从而稳定骨结构、缓解疼痛和局部控制肿瘤的介入治疗技术，包括经皮椎体成形术、后凸成形术、全身不规则骨及四肢长骨骨水泥灌注术等。骨成形术可显著缓解患者骨转移部位的疼痛且复发率低[78-80]。经皮骨成形术适用于各种溶骨性骨原发肿瘤或骨转移瘤。禁忌证：①严重神经系统疾患或全身情况差难以耐受手术及麻醉；②难以纠正的凝血障碍；③肿瘤侵及重要的脏器、神经、血管；④活动性感染；⑤病变有5处以上转移灶或广泛性弥漫性转移[81]。

（七）心理支持治疗

骨转移的基本原则治疗是姑息，因此应针对肿瘤原发灶、骨转移灶以及出现的SREs提供相应的支持治疗和症状治疗，在心理治疗层面上建立起多学科合作团队。依据心理精神科医生对患者的心理精神症状评估，对于达到临床诊断意义的心理痛苦的患者，需要精神心理医生进行相应诊疗，改善患者心理精神痛苦；对于没有达到临床诊断意义的心理痛苦的患者，可由临床医护人员给予相应的心理支持和患者教育，以降低患者对疾病进展的恐惧和担心程度。

（八）结语

肺癌是国内发病率最高的肿瘤类型，临床医生应当积极关注肺癌以及肺癌骨转移患者的临床诊疗路径，做到早诊断、早治疗。在肺癌骨转移的诊疗过程中，不仅仅要关注于单一学科的治疗方法，还应该基于MDT模式进行综合评估，结合多学科优势，做到积极治疗原发病的同时，减少或延缓骨转移引起的SREs、减轻患者疼痛、给予患者心理支持，全面提升患者的生活质量。

共识专家组顾问：
王洁（中国医学科学院附属肿瘤医院）、张力（中山大学肿瘤防治中心）、牛晓辉（北京积水潭医院）

执笔专家（以姓氏拼音首字母为序）：
段建春（中国医学科学院肿瘤医院）、方文峰（中山大学肿瘤防治中心）、徐海荣（北京积水潭医院）

参与本次共识审定的专家（以姓氏拼音首字母为序）：
陈元（华中科技大学同济医学院附属同济医院）、丁宜（北京积水潭医院）、董晓荣（华中科技大学同济医学院附属协和医院）、段建春（中国医学科学院肿瘤医院）、范云（浙江省肿瘤医院）、高蓓莉（上海交通大学医学院附属瑞金医院）、方文峰（中山大学肿瘤防治中心）、胡洁（复旦大学附属中山医院）、黄诚（福建省肿瘤医院）、黄鼎智（天津医科大学肿瘤医院）、黄岩（中山大学肿瘤防治中心）、梁文华（广州医科大学附属第一医院）、林丽珠（广州中医药大学第一附属医院）、刘慧（中山大学肿瘤防治中心）、马智勇（河南省肿瘤医院）、史美祺（江苏省肿瘤医院）、宋勇（中国解放军东部战区总医院）、汤传昊（北京大学国际医院）、王佳蕾（复旦大学附属肿瘤医院）、王立峰（南京鼓楼医院）、王永生（四川大学医学院附属华西医院）、王哲海（山东省肿瘤医院）、徐海荣（北京积水潭医院）、杨农（湖南省肿瘤医院）、姚煜（西安交通大学第一附属医院）、于起涛（广西医科大学附属肿瘤医院）、于雁（哈尔滨医科大学附属肿瘤医院）、张红梅（西京医院）、赵军（北京大学肿瘤医院）、赵明芳（中国医科大学附属第一医院）、朱正飞（复旦大学附属肿瘤医院）。

参考文献

[1] Siegel RL，Miller KD，Jemal A. Cancer Statistics，2017[J]. CA Cancer J Clin，2017，67(1)：7-30.

[2] Ferlay J，Colombet M，Soerjomataram I，et al. Estimating the global cancer incidence and mortality in 2018：GLOBOCAN sources and methods[J]. Int J Cancer，2019，144(8)：1941-1953.

[3] Bray F，Ferlay J，Soerjomataram I，et al. Global cancer statistics 2018：GLOBOCAN estimates of incidence and mortality worldwide for 36 cancers in 185 countries[J]. CA Cancer J Clin，2018，68(6)：394-424.

[4] Tsuya A，Kurata T，Tamura K，et al. Skeletal metastases in non-small cell lung cancer：a retrospective study[J]. Lung Cancer，2007，57(2)：229-232.

[5] Wang B，Chen L，Huang C，et al. The homogeneous and heterogeneous risk factors for occurrence and prognosis in lung cancer patients with bone metastasis[J]. Journal of bone oncology，2019，17：100251.

[6] 中国抗癌协会癌症康复与姑息治疗专业委员会. 恶性肿瘤骨转移及骨相关疾病临床诊疗专家共识(2010年版)[M].北京:北京大学医学出版社,2010.

[7] D'Antonio C，Passaro A，Gori B，et al. Bone and brain metastasis in lung cancer：recent advances in therapeutic strategies[J]. Ther Adv Med Oncol，2014，6(3)：101-114.

[8] 张帅,许志云,董高超,等. 肺癌合并其他器官多原发癌的临床特点分析[J]. 中国肺癌杂志,2021,24(1)：7-12.

[9] Hirsch FR，Scagliotti GV，Mulshine JL，et al. Lung cancer：current therapies and new targeted treatments[J]. Lancet，2017，389(10066)：299-311.

[10] Cetin K，Christiansen CF，Jacobsen JB，et al. Bone metastasis，skeletal-related events，and mortality in lung cancer patients：a Danish population-based cohort study[J]. Lung Cancer，2014，86(2)：247-254.

[11] Qin A，Zhao S，Miah A，et al. Bone Metastases，Skeletal-Related Events，and Survival in Patients With Metastatic Non-Small Cell Lung Cancer Treated With Immune Checkpoint Inhibitors[J]. J Natl Compr Canc Netw，2021，19(8)：915-921.

［12］ Zhang L，Gong Z. Clinical Characteristics and Prognostic Factors in Bone Metastases from Lung Cancer［J］. Med Sci Monit，2017，23：4087-4094.

［13］ 于世英. 恶性肿瘤骨转移的诊断与治疗［M］. 北京：中国协和医科大学出版社，2012.

［14］ Quint LE，Tummala S，Brisson LJ，et al. Distribution of distant metastases from newly diagnosed non-small cell lung cancer［J］. Ann Thorac Surg，1996，62（1）：246-250.

［15］ 许尧，张超，郭旭，等. 肺癌不同病理类型与骨转移临床特征相关性研究［J］. 中华骨科杂志，2019（6）：329-335.

［16］ 刘艳成，马信龙，胡永成，等. 肺癌脊柱转移瘤患者的流行病学特点研究［J］. 中国脊柱脊髓杂志，2021，31（2）：103-110.

［17］ Coleman RE. Skeletal complications of malignancy［J］. Cancer，1997，80（8 Suppl）：1588-1594.

［18］ 孙燕，石远凯. 临床肿瘤内科手册［M］. 北京：人民卫生出版社，2007.

［19］ Zheng XQ，Huang JF，Lin JL，et al. Incidence，prognostic factors，and a nomogram of lung cancer with bone metastasis at initial diagnosis：a population-based study［J］. Transl Lung Cancer Res，2019，8（4）：367-379.

［20］ Peters S，Clézardin P，Márquez-Rodas I，et al. The RANK-RANKL axis：an opportunity for drug repurposing in cancer?［J］. Clin Transl Oncol，2019，21（8）：977-991.

［21］ Roodman GD. Mechanisms of bone metastasis［J］. N Engl J Med，2004，350（16）：1655-1664.

［22］ Lin SC，Yu-Lee LY，Lin SH. Osteoblastic factors in prostate cancer bone metastasis［J］. Curr Osteoporos Rep，2018，16（6）：642-647.

［23］ 任明艳，袁中琴，周永红，等. 169例初诊肺癌骨转移患者临床特征及预后分析［J］. 实用肿瘤杂志，2020，35（4）：322-327.

［24］ De Castro J，García R，Garrido P，et al. Therapeutic Potential of Denosumab in Patients With Lung Cancer：Beyond Prevention of Skeletal Complications［J］. Clin Lung Cancer，2015，16（6）：431-446.

［25］ Santini D，Barni S，Intagliata S，et al. Natural History of Non-Small-Cell Lung Cancer with Bone Metastases［J］. Sci Rep，2015，5：18670.

［26］ Collaborating study group on breast cancer bone metastasis. 乳腺癌骨转移和骨相关疾病临床诊疗专家组乳腺癌骨转移和骨相关疾病临床诊疗专家共识(2008版)［J］. 中华肿瘤杂志，2009（2）：156-159.

［27］ Rybak LD，Rosenthal DI. Radiological imaging for the diagnosis of bone metastases［J］. QJ Nucl Med，2001，45（1）：53-64.

［28］ 喻晖，齐佳，夏添. WB-DWI与ECT骨显像在肺腺癌全身骨显像骨转移的应用［J］. 中国CT和MRI杂志，2020，18（7）：39-41，77.

［29］ Stecco A，Trisoglio A，Soligo E，et al. Whole-Body MRI with Diffusion-Weighted Imaging in Bone Metastases：A Narrative Review［J］. Diagnostics（Basel），2018，8（3）：45.

［30］ Riola-Parada C，García-Cañamaque L，Pérez-Dueñas V，et al. Simultaneous PET/MRI vs PET/CT in oncology. A systematic review［J］. Rev Esp Med Nucl Imagen Mol，2016，35（5）：306-312.

［31］ Samarin A，Hüllner M，Queiroz MA，et al. 18F-FDG-PET/MR increases diagnostic confidence in detection of bone metastases compared with 18F-FDG-PET/CT［J］. Nucl Med Commun，2015，36（12）：1165-1173.

[32] 王蓓,李卓文,宁博,等. 99mTc-MDP SPECT/CT全身骨显像及局部断层融合显像对肺癌骨转移诊断的价值分析[J].影像研究与医学应用,2020,4(20):43-45.

[33] 高峰. 18F-FDG PET/CT与99mTc-MDP全身骨显像诊断肺癌骨转移的价值对比[J].影像研究与医学应用,2020,4(14):197-198.

[34] Planchard D, Popat S, Kerr K, et al. ESMO Guidelines Committee. Metastatic non-small cell lung cancer: ESMO Clinical Practice Guidelines for diagnosis, treatment and follow-up[J]. Ann Oncol,2018,29(Suppl 4):iv192-iv237.

[35] Li EC, Davis LE. Zoledronic acid: a new parenteral bisphosphonate[J]. Clin Ther,2003,25(11):2669-2708.

[36] 崔泽军,吴琼,马海洋,等. 探讨肺癌骨转移早期预警模型的临床分析[J].临床肺科杂志,2020,25(7):1004-1007.

[37] 麦家杰,张金山,颜卓恒,等. SPECT、CT和骨代谢标志物组合模型对肺癌骨转移的诊断价值[J].中国医学影像学杂志,2020,28(7):508-512.

[38] 赵婉婷,庄岳鹏,敖海燕. BALP、CA125和NSE在肺癌骨转移诊断和疗效评价中的价值[J].肿瘤学杂志,2019,25(11):1016-1018.

[39] Mountzios G, Ramfidis V, Terpos E, et al. Prognostic significance of bone markers in patients with lung cancer metastatic to the skeleton: a review of published data[J]. Clin Lung Cancer,2011,12(6):341-349.

[40] Coleman RE, Lipton A, Roodman GD, et al. Metastasis and bone loss: advancing treatment and prevention[J]. Cancer Treat Rev,2010,36(8):615-620.

[41] Ettinger DS, Wood DE, Aisner DL, et al. NCCN Guidelines Insights: Non-Small Cell Lung Cancer, Version 2. 2021[J]. J Natl Compr Canc Netw,2021,19(3):254-266.

[42] 中国临床肿瘤学会指南工作委员会. 中国临床肿瘤学会(CSCO)非小细胞肺癌诊疗指南[M].北京:人民卫生出版社,2020.

[43] Brahmer J, Reckamp KL, Baas P, et al. Nivolumab versus Docetaxel in Advanced Squamous-Cell Non-Small-Cell Lung Cancer[J]. N Engl J Med,2015,373(2):123-135.

[44] Ahern E, Cubitt A, Ballard E, et al. Pharmacodynamics of Pre-Operative PD1 checkpoint blockade and receptor activator of NFkB ligand (RANKL) inhibition in non-small cell lung cancer (NSCLC): study protocol for a multicentre, open-label, phase 1B/2, translational trial (POPCORN)[J]. Trials,2019,20(1):753.

[45] Henry DH, Costa L, Goldwasser F, et al. Randomized, double-blind study of denosumab versus zoledronic acid in the treatment of bone metastases in patients with advanced cancer (excluding breast and prostate cancer) or multiple myeloma[J]. J Clin Oncol,2011,29(9):1125-1132.

[46] Scagliotti GV, Hirsh V, Siena S, et al. Overall survival improvement in patients with lung cancer and bone metastases treated with denosumab versus zoledronic acid: subgroup analysis from a randomized phase 3 study[J]. J Thorac Oncol,2012,7(12):1823-1829.

[47] Lopez-Olivo MA, Shah NA, Pratt G, et al. Bisphosphonates in the treatment of patients with lung cancer and metastatic bone disease: a systematic review and meta-analysis[J]. Support Care Cancer,2012,20(11):2985-2998.

[48] Nakahara Y, Hosomi Y, Shibuya M, et al. Multicenter study of zoledronic acid administration in non-small-cell lung cancer patients with bone metastasis: Thoracic Oncology Research

Group (TORG) 1017[J]. Mol Clin Oncol. ,2019,11(4):349-353.

[49] 孙燕,管忠震,廖美琳,等.肺癌骨转移诊疗专家共识(2014版)[J].中国肺癌杂志,2014,95(2):57-72.

[50] Sabino MA,Ghilardi JR,Jongen JL,et al. Simultaneous reduction in cancer pain,bone destruction,and tumor growth by selective inhibition of cyclooxygenase-2[J]. Cancer Res,2002,62(24):7343-7349.

[51] 中华人民共和国国家卫生健康委员会.癌症疼痛诊疗规范(2018年版)[J].临床肿瘤学杂志,2018,23(10):937-944.

[52] Henry D,Vadhan-Raj S,Hirsh V,et al. Delaying skeletal-related events in a randomized phase 3 study of denosumab versus zoledronic acid in patients with advanced cancer:an analysis of data from patients with solid tumors[J]. Support Care Cancer,2014,22(3):679-687.

[53] 王红,刘晓金,马月华.经皮神经电刺激联合低剂量氨酚羟考酮对非小细胞肺癌骨转移疼痛的临床疗效观察[J].中国医学前沿杂志(电子版),2021,13(1):60-64.

[54] 曹晓征,臧志娜.局部射频热疗联合89Sr肘静脉注射在肺癌骨转移患者中的应用价值[J].河南医学研究,2020,29(31):5817-5819.

[55] Aielli F,Ponzetti M,Rucci N. Bone Metastasis Pain,from the Bench to the Bedside[J]. Int J Mol Sci,2019,20(2):280.

[56] Lutz S,Berk L,Chang E,et al. Palliative radiotherapy for bone metastases:an ASTRO evidence-based guideline[J]. Int J Radiat Oncol Biol Phys,2011,79(4):965-976.

[57] Jabbari S,Gerszten PC,Ruschin M,et al. Stereotactic body radiotherapy for spinal metastases:practice guidelines,outcomes,and risks[J]. Cancer J,2016,22(4):280-289.

[58] Wang XS,Rhines LD,Shiu AS,et al. Stereotactic body radiation therapy for management of spinal metastases in patients without spinal cord compression:a phase 1-2 trial[J]. Lancet Oncol,2012,13(4):395-402.

[59] Nquyen J,Chow E,Zeng L,et al. Palliative response and functional interference outcomes using the brief pain inventory for spinal bony metastases treated with conventional radiotherapy[J]. Clin Oncol,2011,23(7):485-491.

[60] Qian JL,Bao ZH,Zou J,et al. Effect of pedicle fixation combined with (125)I seed implantation for metastatic thoracolumbar tumors[J]. J Pain Res,2016,9:271-278.

[61] Liu C,Yuan HS,Wang JJ,et al. CT-guided interstitial iodine-125 seed implantation in the treatment of spinal and paraspinal malignancies[J]. Radiotherapy and Oncology,2012,103(suppl 2):S30.

[62] Xiang ZZ,Mo ZQ,Saba G,et al. 125I brachytherapy in the palliation of painful bone metastases from lung cancer after failure or rejection of conventional treatments[J]. Oncotarget,2016,7(14):18384-18393.

[63] 杨乐,李鸿丽,崔国金.射频消融联合125I粒子植入治疗非小细胞肺癌骨转移的临床应用[J].介入放射学杂志,2020,29(8):783-787.

[64] 张晨曦,赵晋波,王磊,等.非小细胞肺癌肺外寡转移外科治疗现状[J].临床外科杂志,2019,27(11):1002-1004.

[65] Tubiana-Hulin M. Incidence,prevalence and distribution of bone metastases[J]. Bone,1991,12 (Suppl 1):S9-S10.

[66] Wu W,Zhang H,Fang Z,et al. Primary tumor surgery improves survival of cancer patients

with synchronous solitary bone metastasis：a large population-based study[J]. Ann Transl Med，2021，9(1)：31.

[67] 文立，徐磊磊，乔军，等. 肺癌伴股骨转移的外科治疗[J]. 中华转移性肿瘤杂志，2020，3(1)：46-51.

[68] Lavignac P，Prieur J，Fabre T，et al. Surgical treatment of peri-acetabular metastatic disease：Retrospective，multicentre study of 91 THA cases[J]. Orthop Traumatol Surg Res，2020，106(6)：1025-1032.

[69] 冯飞，侍管，唐海，等. 多节段经皮椎体成形术治疗溶骨性椎体转移瘤的疗效及安全性评价[J]. 临床和实验医学杂志，2020，19(1)：76-79.

[70] 赵吉辉，杨彩虹，蔡卓，等. 特制克氏针骨水泥假体治疗肱骨近端恶性肿瘤的临床效果观察[J]. 生物骨科材料与临床研究，2020，17(3)：16-20，25.

[71] Bond WH，Banks AJ，Jones WG. Internal fixation of secondary deposits in long bones[J]. Br Med J，1973，1(5851)：488.

[72] Ye X，Fan W J，Wang H，et al. Expert consensus workshop report：Guidelines for thermal ablation of primary and metastatic lung tumors (2018 edition)[J]. J Cancer Res Ther，2018，14(4)：730-744.

[73] Pusceddu C，Sotgia B，Fele RM，et al. Treatment of bone metastases with microwave thermal ablation[J]. J Vasc Interv Radiol，2013，24(2)：229-233.

[74] Clarençon F，Jean B，Pham HP，et al. Value of percutaneous radiofrequency ablation with or without percutaneous vertebroplasty for pain relief and functional recovery in painful bone metastases[J]. Skeletal Radiol，2013，42(1)：25-36.

[75] 孟汶，李倩烨，顾玲. 唑来膦酸联合射频手术治疗老年肺癌骨转移性癌痛[J]. 西部医学，2020，32(3)：414-417.

[76] Harding D，Giles SL，Brown MRD，et al. Evaluation of Quality of Life Outcomes Following Palliative Treatment of Bone Metastases with Magnetic Resonance-guided High Intensity Focused Ultrasound：An International Multicentre Study[J]. Clin Oncol (R Coll Radiol)，2018，30(4)：233-242.

[77] Callstrom MR，Dupuy DE，Solomon SB，et al. Percutaneous image-guided cryoablation of painful metastases involving bone[J]. Cancer，2013，119(5)：1033-1041.

[78] 高嵩，朱旭，张宏志，等. 经皮椎体后凸成形术治疗椎体转移瘤中C臂CT的临床应用[J]. 介入放射学杂志，2014，23(2)：167-171.

[79] Roedel B，Clarençon F，Touraine S，et al. Has the percutaneous vertebroplasty a role to prevent progression or local recurrence in spinal metastases of breast cancer?[J]. J Neuroradiol，2015，42(4)：222-228.

[80] 包利，孙勤超，董益鹏，等. 经皮椎体成形术治疗肺癌晚期颈椎转移瘤的临床观察[J]. 国际外科学杂志，2019，46(3)：181-186，封4.

[81] Gangi A，Guth S，Imbert JP，et al. Percutaneous vertebroplasty：indications，technique，and results[J]. Radiographics，2003，23(2)：e10.

第三部分

病例分析

第九章 病例一：乳腺癌骨转移（首诊Ⅳ期乳腺癌肝、骨转移的综合治疗病例分析）

一、基本信息

患者，女性，1961年8月生，已绝经（50岁绝经）。

主诉：发现右乳肿物1年，胸背部疼痛2个月。

患者既往身体健康，个人史、婚育史无特殊情况。

现病史：患者2017年首次发现右乳肿物，直径约3 cm，未在意；2018年5月出现胸背部疼痛，在当地医院检查发现T6~8椎体骨折。患者首次来院时主诉胸背部疼痛伴胀闷感、双下肢无力伴麻木，活动严重受限。患者坐轮椅被推入病房，疼痛评分为6~7分。

二、肿瘤评估

（一）乳腺查体

右乳外上象限肿物大小为4 cm×3.5 cm，右腋窝淋巴结肿大。

（二）外科查体

中下段胸椎棘突压痛伴叩击痛，双下肢腱反射亢进；髌阵挛、踝阵挛阳性，跟膝试验阳性；双下肢肌力为Ⅳ级，T10椎体以下感觉对称性减退。

（三）影像学检查

CT检查提示多发骨转移伴胸椎病理性骨折，结合乳腺肿物病史以及影像，考虑乳腺癌骨转移可能性大。PET-CT显示右乳高代谢灶，多发骨、肝、淋巴结转移，其中最大的肝转移灶直径为6.8 cm，颈胸腰椎椎体和骨盆多处溶骨性改变，T6~8椎体病理性骨折，伴周围软组织侵犯。胸椎MRI提示骨转移侵犯软组织，病灶呈浸润性生长，包绕T6~8椎体，椎管呈环形狭窄（图9-1~图9-2）。

（四）检验结果显示

血常规、肝功能、肾功能正常，血钙、肿瘤标志物和D-二聚体升高，符合骨转移患者的血检特点。

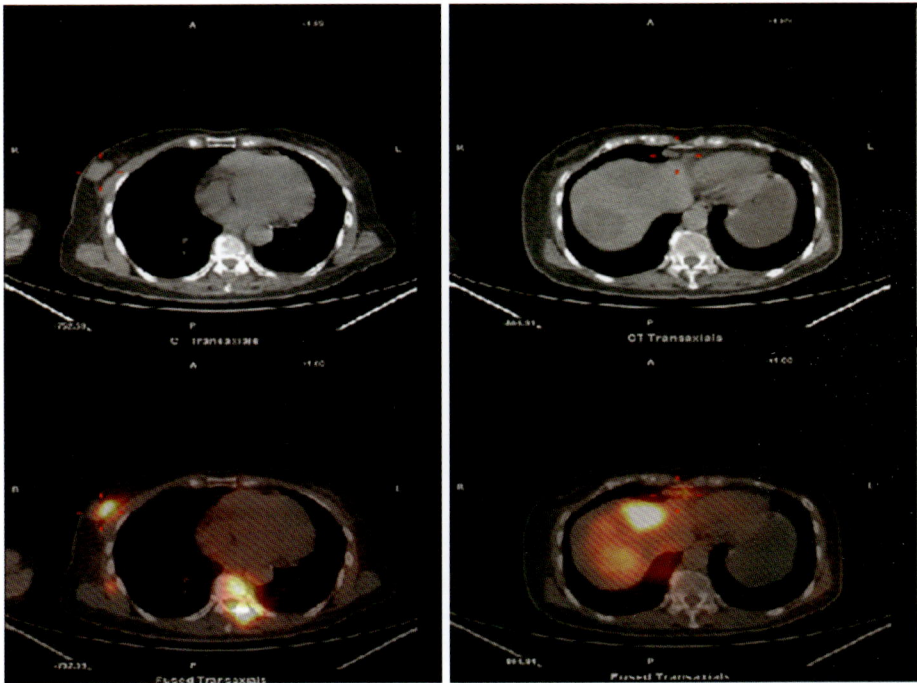

右乳癌、腋窝淋巴结转移，多发肝转移。

图9-1　PET-CT检查结果

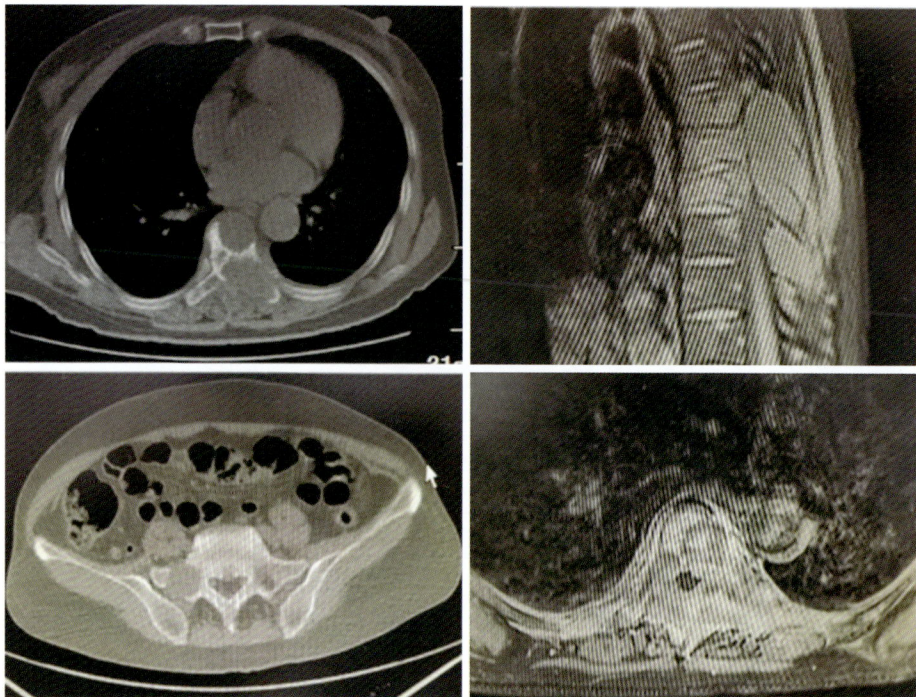

乳腺癌多发溶骨性病变，T6~8椎体周围软组织侵犯包绕椎管、压迫脊髓。

图9-2　PET-CT和胸椎MRI检查结果

（五）病理诊断

患者行右乳及右腋窝穿刺，病理结果示：右乳肿物见浸润性癌，右腋窝淋巴结见转移癌，免疫组化ER（中+，40%）、PR（−）、HER2（3+）、Ki-67（15%）。临床分期为T2N1M1（肝、骨、淋巴结转移）。

讨论1：骨转移的诊断和评估方法应包括哪些？该患者为绝经后女性，有右乳肿物病史，新发骨痛，影像提示骨转移合并脊髓压迫，如何准确、快速地对其进行影像评估？

放射诊断科周娟副主任医师：骨转移的诊断方法包括骨扫描、CT（骨窗）、MRI、X线、PET-CT和骨活检病理检查。骨扫描应用最广泛，但敏感性和特异性较低，可作为肿瘤患者骨转移的筛查手段。X线是有症状的骨痛或可疑病理性骨折的首选，溶骨性骨丢失50%以上才能被X线检测到。CT（骨窗）的敏感性优于X线，可以清楚显示溶骨性或成骨性病变，多窗位重复观察，还可以CT引导穿刺活检。MRI是判断脊髓压迫的首选，对骨髓早期变化敏感，可早于骨小梁和皮质的改变，而且无辐射，可重复检查。PET-CT的优势是可以结合解剖和功能成像，同时显示骨转移和骨以外的转移性病变。骨活检病理检查见转移癌细胞是骨转移诊断的金标准，而对于单发骨病变而言，通过骨活检取得病理是必要的诊断方法。该患者骨转移合并脊髓压迫，针对局部病变，MRI是首选的影像手段，可以观察受累的节段、范围、脊髓受压程度、脊髓与周围组织的关系，对于临床医生制定治疗方案至关重要。另外，该患者活动不便，而PET-CT可以准确、快速地进行全身肿瘤评估，因此建议胸椎MRI检查的同时，安排PET-CT检查全面评估。

讨论2：对于HER2阳性，首诊IV期乳腺癌，多发肝、骨转移，卧床、活动受限的患者，如何开展骨转移的局部治疗？局部治疗方式是采用手术治疗还是放疗？

骨科姜维浩主治医师： 脊柱是乳腺癌骨转移最常见的部位，可导致局部疼痛、椎体病理性骨折、脊柱不稳、脊髓及神经根压迫症状，进而引起神经功能障碍，甚至瘫痪。该患者疼痛评分为6~7分，脊柱转移瘤SINS稳定性评分为12分（7~12分表示可能不稳定），ASIA脊髓损伤分级为D级（不完全损伤）。患者的PET-CT及胸椎MRI显示：T6~8椎体病理性骨折，转移病灶侵犯椎管，压迫脊髓，有椎管减压内固定的手术指征。但乳腺癌对于治疗的敏感性较高，可优先考虑采用内科治疗控制转移灶，如果脊髓压迫症状无缓解或进一步加重，再考虑手术治疗。

放疗科孙冰副主任医师： 该患者T6~8椎体及附件转移，合并周围软组织转移，压迫椎管引起明显胸段脊髓受压相关症状，严重影响生活质量。骨转移放疗的适应证包括明显骨痛、有病理性骨折风险（承重骨稳定性差或潜在不稳定）、脊髓压迫、骨转移术后巩固性放疗。对此，考虑采取以下治疗方案。①该患者胸椎局部肿瘤负荷较大，因此手术难度大、难以完全切除；但手术椎板减压可缓解脊髓受压症状，能有效安全地实施局部放疗，以进一步控制肿瘤。②如无法手术或患者拒绝手术，可考虑给予局部解救放疗，但放疗早期瘤及正常组织可能出现水肿，加重脊髓压迫，导致脊髓受压症状一过性加重，需要给予脱水、激素等治疗，待肿瘤退缩后，症状会逐渐缓解。需注意的是，从开始放疗定位至治疗后肿瘤退缩，最快需3周，此时要考虑神经功能恢复的窗口期，并与患者及家属充分沟通。③一线解救治疗，特别是化疗联合抗HER2靶向治疗的ORR较高，且化疗起效时间较快，因此有效的全身治疗也是重要的治疗选择，肿瘤退缩后可择期给予局部解救或巩固放疗，尽可能延长PFS或OS。

肿瘤内科张少华副主任医师： 骨转移伴脊髓压迫，是肿瘤内科医生面临的肿瘤急症之一。我们要优先考虑局部治疗，评估局部治疗如手术或放疗可能为患者带来的获益和风险，风险是否可接受，同时也要衡量全身抗肿瘤治疗对局部的预期疗效。对于该患者而言，严重影响患者生活质量的是骨转移、脊髓压迫；而影响患者预期生存的是肝转移。影像显示肝转移为多发，最大病灶直径为6.8 cm。HER2阳性型乳腺癌的特点是容易复发转移、病情进展速度快。该患者HER2阳性首诊Ⅳ期乳腺癌，既往未经过任何抗肿瘤治疗，根据临床研究报道，一线化疗联合抗HER2靶向治疗的ORR可达70%，而且起效时间较快。患者检查完善，诊断明确，无抗肿瘤治疗禁忌证，可以快速启动全身抗肿瘤治疗，同时做好局部治疗的预案，如果脊髓压迫症状继续加重，需要尽快手术，避免瘫痪。

三、治疗过程

（一）一线治疗

2018年7月31日起给予患者第1周期治疗：白蛋白紫杉醇200 mg，d1，8，联合曲妥珠单抗440 mg（TH方案）。治疗期间，患者胸背部疼痛、胀闷感、活动受限程度减轻，右乳肿物查体明显缩小，可耐受不良反应（图9-3）。

第2周期伊始，在TH方案治疗的基础上，联合卡培他滨。6个周期后疗效评价为部分缓解（PR）。

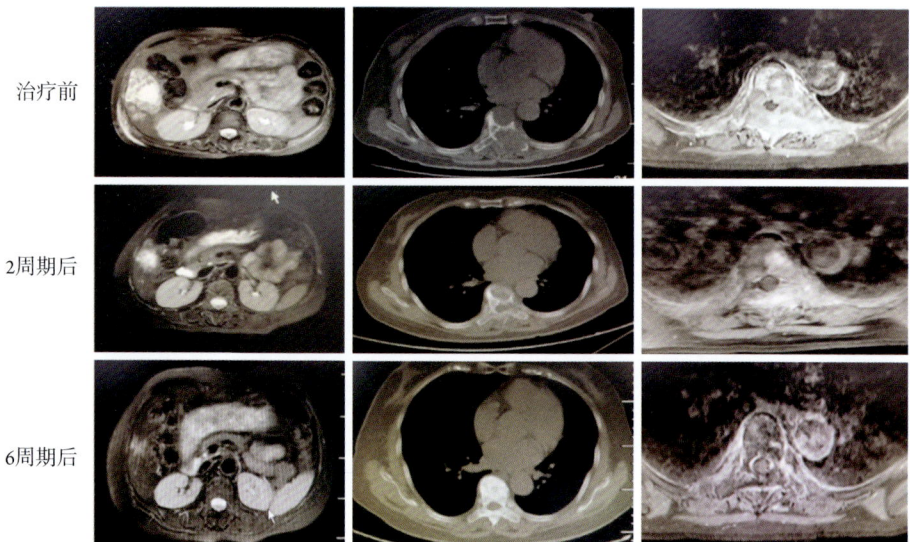

图9-3　TXH治疗期间乳腺癌肝、骨转移病灶好转，脊髓压迫减轻

CT骨窗的溶骨性破坏灶成骨成分逐渐增多，呈成骨性改变。

治疗前MRI显示，软组织转移浸润性生长，导致椎管狭窄，2个周期后软组织退缩，椎管轮廓初显，6周期后椎管恢复至完全正常。

（二）对症支持治疗

该患者疼痛，被迫卧床，伴下肢麻木和肌力下降，考虑为骨转移脊髓受压引起的神经系统症状，给予镇痛、双膦酸盐治疗，以及脱水减轻脊髓受压。入院第2天，患者相关症状略减轻。

患者入院时只能卧床，治疗4个周期后可以通过拄拐活动，治疗6个周期后活动完全自如，并能从事简单家务劳动。

（三）二线治疗

2019年11月，患者的手足综合征反应达到2级，停用化疗药，改为氟维司群联合曲妥珠单抗方案治疗，继续使用双膦酸盐治疗。2个月疗效评价为疾病稳定（SD）。2020年2月因新冠肺炎疫情停用任何治疗。2020年9月，患者右乳病灶增大，胸背部酸胀感加重，MRI提示肝转移进展。

讨论3：患者激素受体阳性、HER2阳性，既往曲妥珠单抗治疗获益，因新冠肺炎疫情中断抗肿瘤治疗6个月后病情进展，那么应该如何选择下一步治疗方案呢？在新冠肺炎疫情防控常态化下，如何优化对HER2阳性晚期乳腺癌患者的治疗？

肿瘤内科张少华副主任医师： 对于停药后疾病进展的情况，我们在遵循指南进行规范化治疗的同时，需要考虑患者对既往治疗的敏感性，兼顾不良反应、耐受性、经济条件（医保）以及治疗便利性，也需重点考虑患者前次停药的原因。可选治疗方案有化疗联合曲妥珠单抗，吡咯替尼联合卡培他滨，以及吡咯替尼联合内分泌治疗。江泽飞教授在新冠肺炎疫情暴发初期撰写了《新型冠状病毒肺炎下乳腺癌诊疗十个热点问题的思考》，在HER2阳性晚期乳腺癌治疗部分指出，对于曲妥珠单抗治疗后的患者，可以考虑吡咯替尼联合卡培他滨方案，激素受体阳性，也可以选择吡咯替尼联合内分泌治疗策略。对这个患者而言，因激素受体阳性，在疫情防控常态化背景下，可以选择吡咯替尼和内分泌双口服治疗。

（四）停药疾病进展后的治疗

2020年9月25日起，给予阿那曲唑联合吡咯替尼治疗，同时给予地舒单抗120 mg皮下注射1次/28天。用药1周后，患者即感到胸背部酸胀感缓解，生活质量进一步提高。

患者每2个月返院复查1次，影像检查显示肝转移灶缩小，疗效评价为PR，持续用药至今，生活质量良好。

四、专家点评

骨转移的治疗原则是根据分类治疗原则决定全身抗肿瘤治疗，骨改良药物是治疗骨转移的基本药物。另外，合理的局部治疗如手术、放疗可以控制骨转移症状，预防和治疗SREs。缓解疼痛，恢复功能，改善生活，控制肿瘤进展，延长生存期是骨转移的治疗目标。该例首诊Ⅳ期HER2阳性乳腺癌，肝、骨转移合并脊髓压迫，首先我们充分讨论了脊髓压迫的局部治疗问题，考虑到骨转移手术剥离难度大，而肝转移负荷较重，以全身抗肿瘤治疗为主，迅速启动了紫杉类联合抗HER2靶向治疗，使患者肝转移灶快速缩小，疼痛和脊髓受压逐渐缓解，生活质量提高，体现了骨转移诊治的规范化。该患者肿瘤缓解后的维持治疗和新冠肺炎疫情防控常态化下双口服的治疗方案，则体现了乳腺癌的全程管理，真正实现了晚期乳腺癌患者"细水长流、延年益寿"的治疗目标。

病例提供：袁洋，解放军总医院第五医学中心
点评专家：宋玉华，青岛大学医学院附属医院乳腺肿瘤中心

第十章　病例二：乳腺癌骨转移

一、基本信息

患者，女性，1956年3月生，已绝经（52岁时绝经）。

现病史：2017年7月发现右乳12点距乳头2 cm处有1个肿物（大小约3 cm×2 cm）。2017年7月14日行右乳肿物旋切活检术+右侧乳腺癌改良根治术。术后病理示：右乳浸润性癌，直径为3 cm，Ⅱ级，脉管内未见癌栓，同侧腋窝淋巴结内未见癌转移（0/12），免疫组化ER（30%），PR（-），HER2（-），Ki-67（10%）。术后辅助治疗：TC×4（环磷酰胺1.0+多西他赛160 mg）。2017年10月—2019年9月，辅助内分泌治疗（依西美坦）。2019年5月患者出现腰痛，并逐渐加重，疼痛数字评分法（NRS）评分最高达5分。

既往史：2007年于中国医学科学院肿瘤医院行"右肺癌手术"，术后病理结果显示为右肺腺鳞癌，术后化疗4个周期（具体用药不详）。

二、肿瘤评估

（一）实验室检查

血肿瘤标志物均在正常范围内；血生化结果显示，碱性磷酸酶、血钙、血磷均在正常范围内。

（二）查体

美国东部肿瘤协作组（ECOG）体能状态（PS）评分为1分，NRS评分为4分。

（三）影像学检查

2019年9月9日腰椎MRI示（图10-1），T12、L4椎体及部分附件转移瘤。

2019年9月10日骨扫描示（图10-2），T12、L4椎体浓聚灶，考虑溶骨性骨转移瘤。

2019年9月复查胸部+腹部CT、颅脑MRI、乳腺彩超未见明显异常。

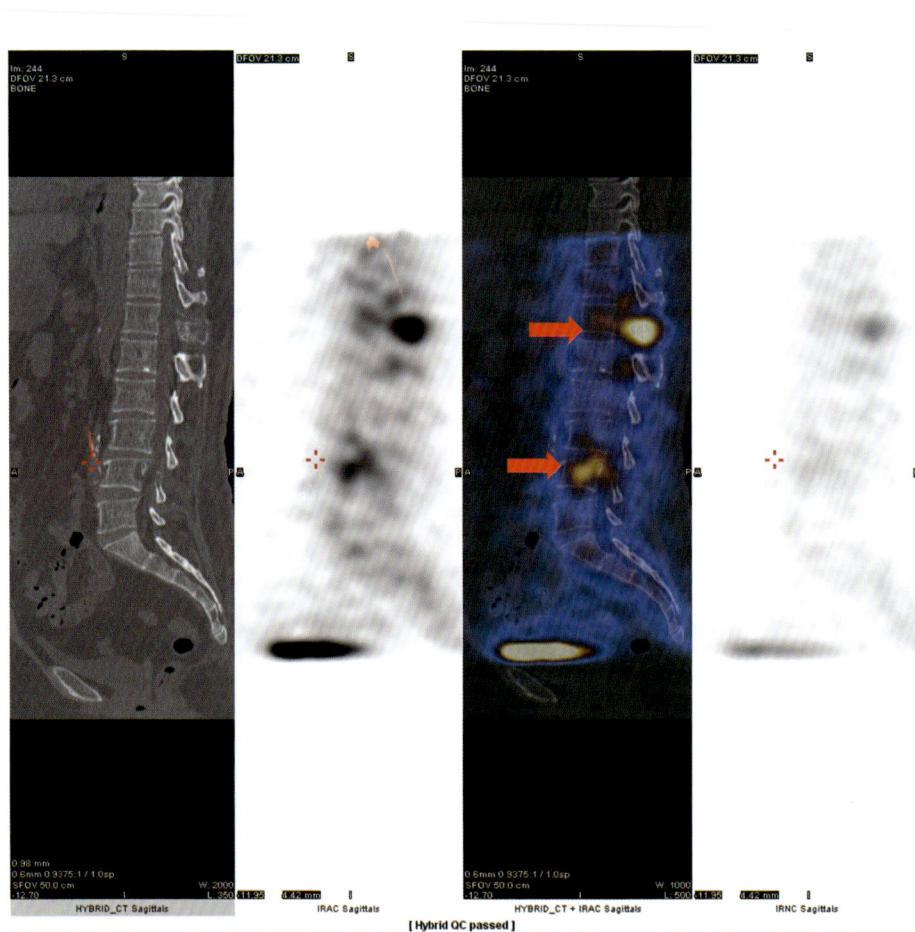

图10-1　2019年9月9日腰椎MRI

（四）临床诊断

右乳腺癌（浸润性癌：rT2N0M1 Ⅳ期），骨转移；右肺癌术后（右肺腺鳞癌：cTxNxM0）。

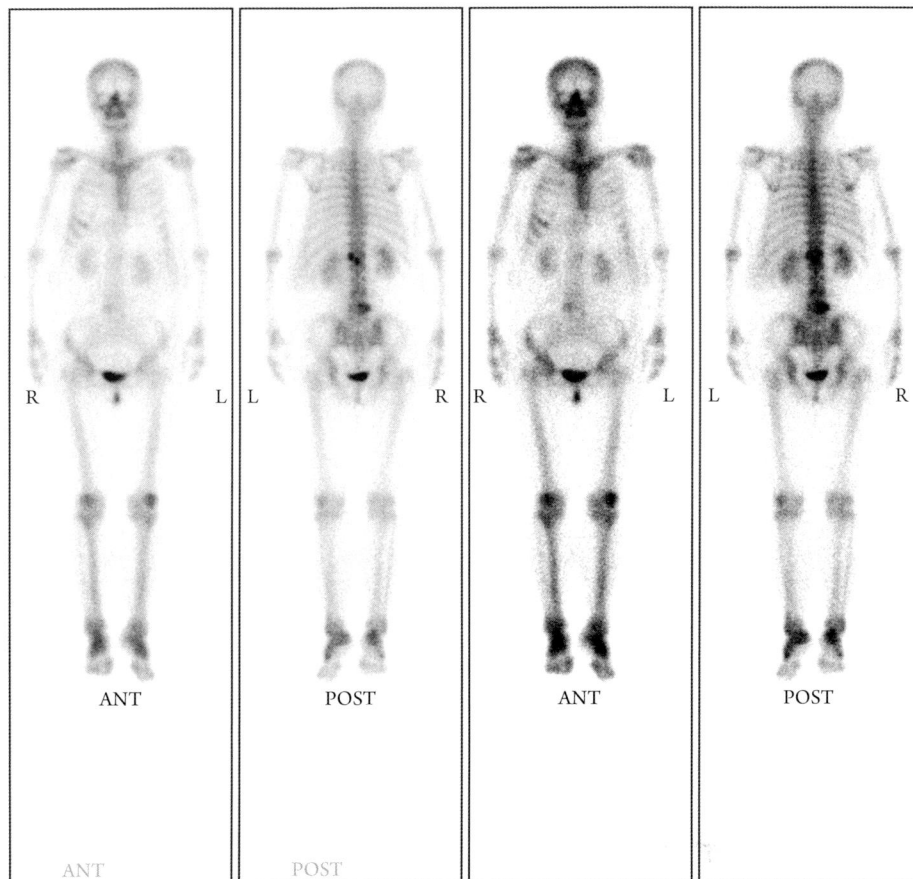

图10-2　2019年9月10日骨扫描

三、治疗过程

（一）一线治疗

2019年9月17日—2019年10月17日，行T12、L4椎体转移瘤VMAT放疗，DT50 Gy/25 f。

2019年10月18日—2020年4月7日，氟维司群（500 mg，q28d），同时予唑来膦酸治疗骨转移（4 mg，q28d）。

2020年4月肿瘤评估如下。

（1）腰椎MRI示：T12、L4椎体病变较前略缩小。胸腰骶椎多发转移瘤。L2、L5、S2病变为新发。

（2）PET-CT示：胸骨，右侧第5侧肋，左侧第6前肋，C7椎体及左侧附件、T1、T6、T11椎体，T8右侧附件，L3椎体，骶骨，右侧髂骨，左侧髋臼，双侧坐骨等骨内多发局灶性异常代谢增高灶，SUVmax约4.8，部分可见骨质破坏，考虑多发骨转移；L1、L5椎体内混合型骨质密度灶，边缘可见骨质硬化，代谢略高，SUVmax约1.6，骨转移瘤治疗后改变。

（3）血肿瘤标志物均在正常范围内。

（4）血生化检查示，碱性磷酸酶、血钙、血磷浓度均在正常范围内。

穿刺活检：2020年5月14日行CT引导下腰椎占位穿刺活检术（图10-3）。术后病理示（腰椎穿刺活检）：骨组织内见浸润性癌，结合病史及免疫组化结果，符合乳腺癌转移。免疫组化结果：ER（Allred score 4+2=6分，40%+），PR（Allred score 0分），HER2（0），Ki-67（约5%+）。

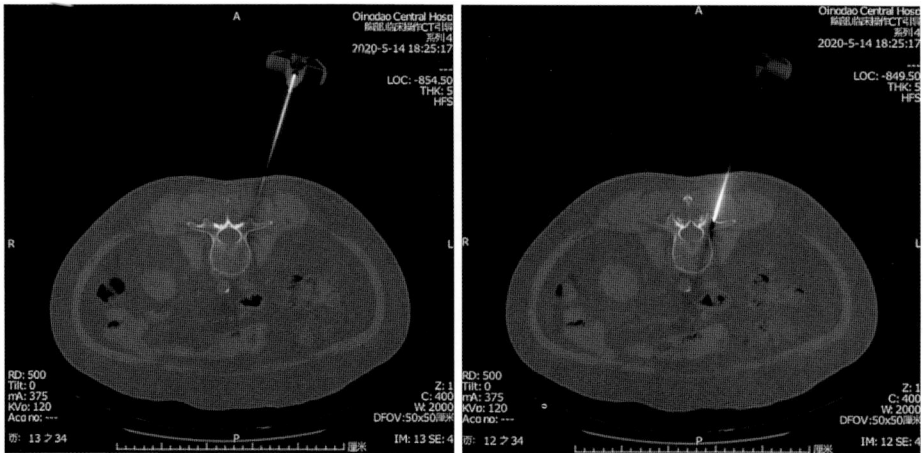

图10-3　CT引导下腰椎占位穿刺活检术

（二）二线治疗

2020年5月23日—2020年9月30日，行全身化疗6周期：白蛋白紫杉醇（200 mg d1，8）+奈达铂（40 mg d2~4）。

化疗主要不良反应：恶心（2级）、呕吐（2级）、神经末梢炎（1级）、转氨酶增高（1级）、骨髓抑制（Ⅲ度）。

影像学检查：2020年9月29日，胸部、上腹部、下腹部、盆腔CT示：右肺术后，双肺小结节，较前稍大，建议复查；多发骨转移，部分为新增病变，建议复查；T12、L2、L4、L5示多发骨质破坏，可见边缘硬化，部分胸腰椎新增模糊稍高密度影。

（三）三线治疗

2020年10月至2021年1月行内分泌治疗：氟维司群+CDK4/6抑制药（q3w）。治疗主要不良反应：3级白细胞减少、乏力。

影像学检查。骨扫描示（图10-4）：全身多发骨转移瘤。前位：右侧肱骨、胸骨、双侧前肋多处、双侧髋关节、左侧坐骨、右侧股骨上端多发示踪剂浓聚灶。后位：脊柱多处、右侧肱骨、双侧后肋多处、左侧肩胛骨、双侧髋关节、左侧坐骨、双侧股骨上端多发示踪剂浓聚灶。

2021年1月8日CT示（图10-5）：颈椎、胸椎、胸骨、肋骨多发骨质破坏。

2021年1月8日CT示（图10-6）：腰椎、骨盆多发骨质破坏。

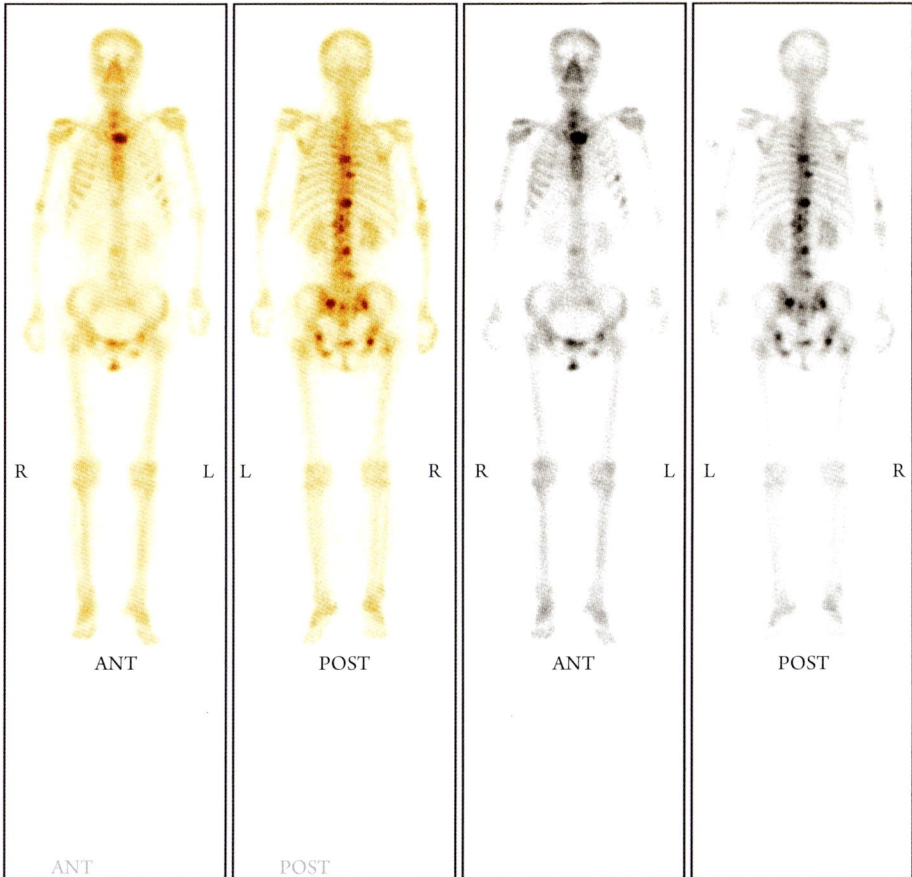

图10-4　2021年1月骨扫描检查结果

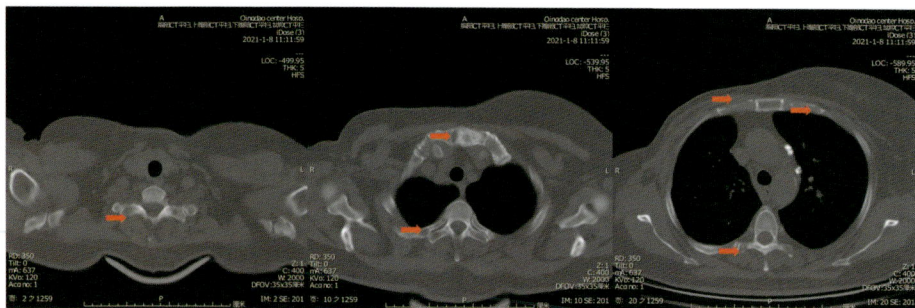

图10-5　2021年1月8日CT检查结果

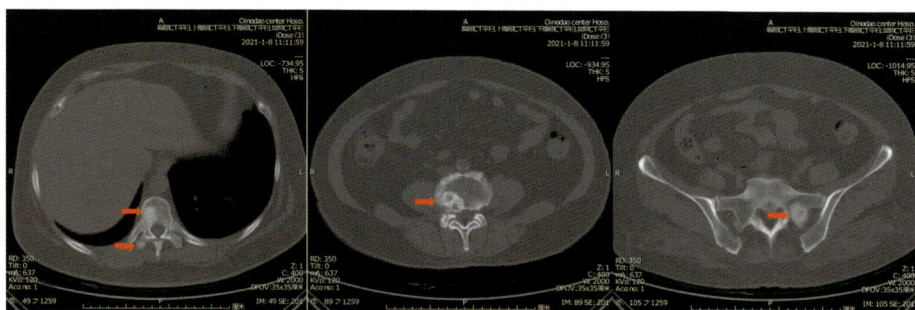

图10-6　2021年1月8日CT检查结果

　　临床症状：患者颈椎、胸椎、腰椎、骨盆多处疼痛，且疼痛较前明显加重，NRS评分最高达6分。ECOG PS评分为2分，患者乏力、纳差、消瘦，一般状况差，无法耐受放化疗。

（四）后续治疗

　　2021年1月20日接受地舒单抗（120 mg，皮下注射q4w）抗骨转移治疗，第2周期后，患者全身疼痛明显减轻，NRS评分降至2分。治疗过程中无明显不良反应，患者生存质量明显改善，ECOG PS评分为1分。2021年3月26日腰椎MRI较2019年9月9日基线腰椎MRI所示（图10-7），部分转移灶骨质破坏有所减轻。

　　2021年3月26日起行颈椎、胸椎、骨盆转移灶局部放疗，同步卡培他滨化疗。

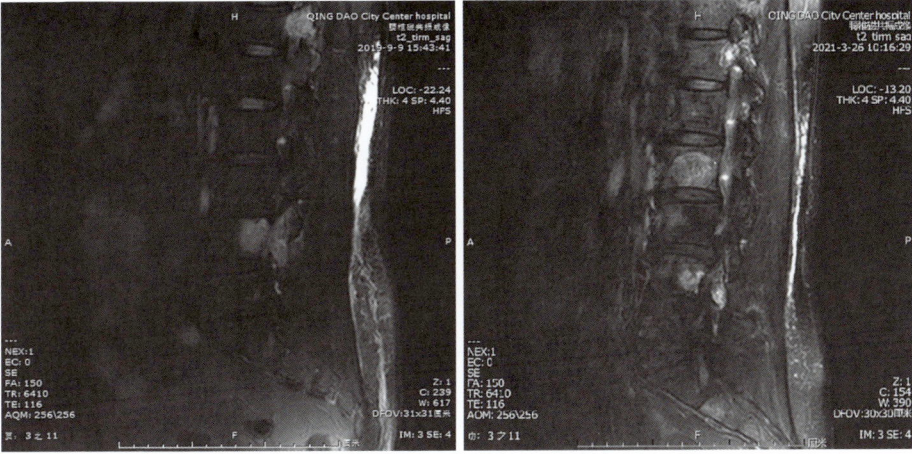

图10-7　2019年9月9日基线腰椎MRI影像（图左），2021年3月26日腰椎MRI影像（图右）

患者疼痛评分变化情况和碱性磷酸酶（ALP）变化趋势如图10-8、图10-9所示，加入地舒单抗后，患者疼痛明显缓解，ALP下降明显，并始终处于正常水平。

NRS评分

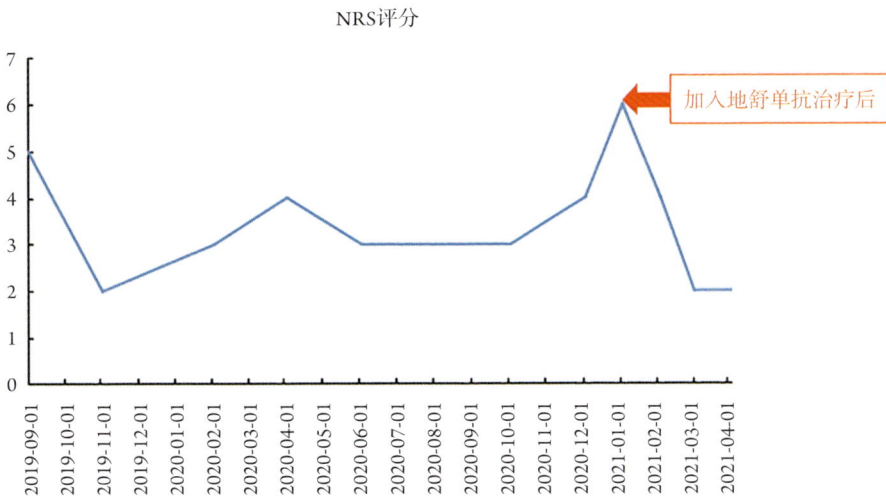

图10-8　患者NRS评分变化情况

患者ALP指标变化情况

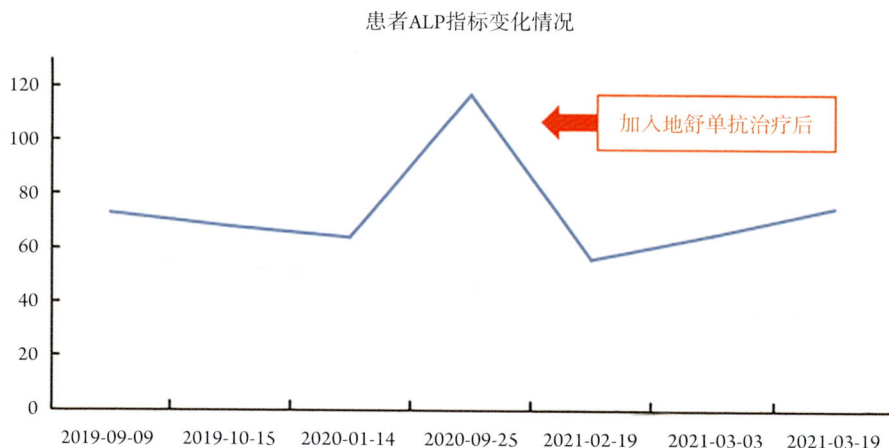

图10-9 患者ALP变化

四、病例总结和思考

患者为乳腺癌晚期伴多发骨转移，初始接受放疗+内分泌治疗+唑来膦酸联合治疗，腰痛减轻，NRS评分从治疗前的4分降至2分。然而好景不长，随着原发病灶进展，骨病灶逐渐恶化。随后接受紫杉醇挽救性化疗6个疗程（唑来膦酸已停药），原发病灶仍进展，骨转移持续恶化。继续调整全身用药方案，患者接受氟维司群+CDK4/6抑制药联合治疗3个月后，疾病仍无改善，NRS评分达6分。患者后续接受地舒单抗作为骨改良药物，在原发病灶控制不佳的情况下，仍能明显改善骨质、缓解骨痛，提高患者生活质量，显示出强效的骨保护作用。该患者目前仍在继续使用地舒单抗，疗效持续观察中。用药期间，患者耐受性良好，对地舒单抗皮下注射给药接受度高，抗癌积极性也大幅提高。

病例提供：孙卉，青岛市中心医院
本文已得到上海医米信息技术有限公司授权转载

第十一章　病例三：肺癌骨转移

一、基本信息

患者，女性，1966年10月生，已绝经。

主诉：因"腰痛伴行走困难1个月，外院CT提示右肺占位"入院。

患者入院前1个月无明显诱因出现腰部持续性隐痛，无牵涉性痛，无发热，无咳痰、胸闷、气紧等呼吸道症状。

二、肿瘤评估

（一）体格检查

患者卡氏功能状态评分（KPS）为60分，NRS评分为7分，面容焦虑，轮椅推入病房，肢体活动受限，翻身及直立行走困难，右肺下叶呼吸音减低。

（二）实验室检查

生化指标，血钙浓度为2.38 mmol/L，血磷浓度为1.12 mmol/L，碱性磷酸酶浓度为127 U/L。

（三）影像学检查

PET-CT示（图11-1）：右肺下叶后基底段分叶状软组织结节影，大小约3.3 cm×2.8 cm×2.7 cm，SUV最大值为6.4，平均值为5.7；右侧肺门及纵隔（气管隆突下）多发增大淋巴结影，最大直径约为1.3 cm，放射性摄取增高，SUV最大值为4.2，平均值为3.3；肝脏多发大小不等结节状低密度影，放射性摄取增

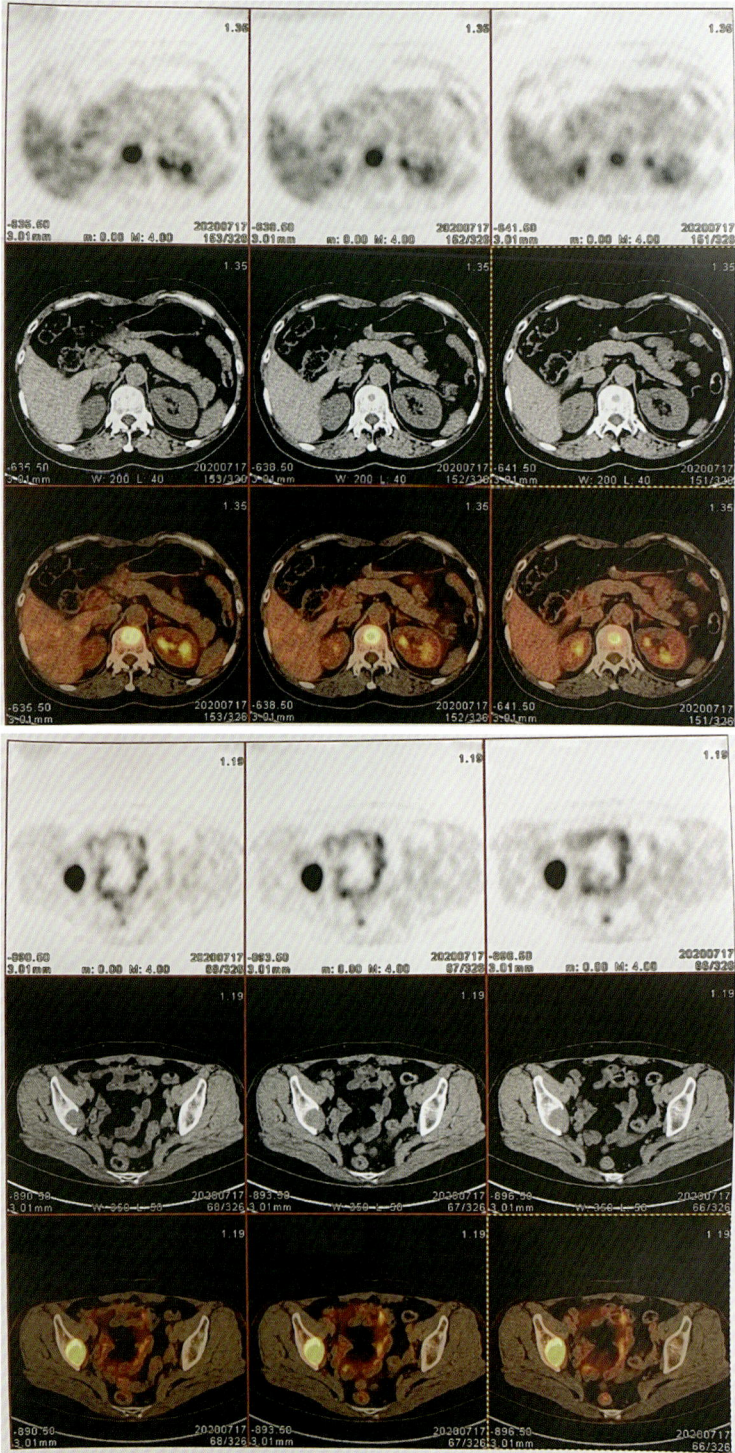

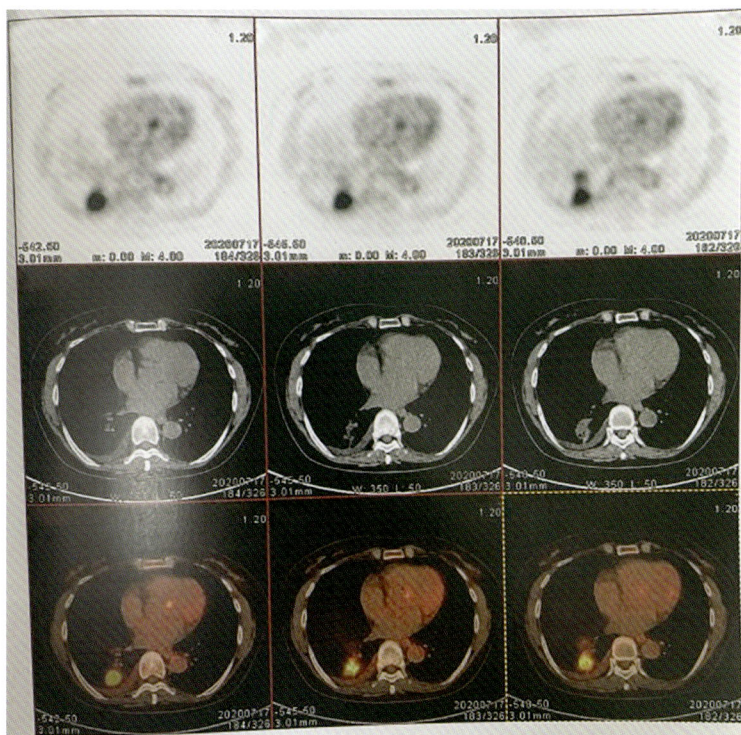

图11-1　2020年7月17日患者PET-CT检查结果

高，SUV最大值为4.7，平均值为4.0；C6椎体棘突、胸骨柄、T10椎体及T12椎体、右侧髋臼、双侧髂骨、右侧股骨头、双侧股骨上段多发骨质破坏，放射性摄取异常增高，SUV最大值为9.6，平均值为7.7。

CT示（图11-2）：肝、骨等多发转移。

（四）肝脏结节穿刺活检（2020年7月27日）

结合免疫组化结果符合腺癌。免疫组化：CK7（＋），CK20（－），HEP（－），TTF-1（＋），NapsinA（＋），P63（－），CDX-2（－），GATA-3（－）。

（五）右侧胸腔积液液基涂片（2020年7月29日）

右侧胸腔积液液基涂片可见少许异性细胞，考虑为癌细胞。

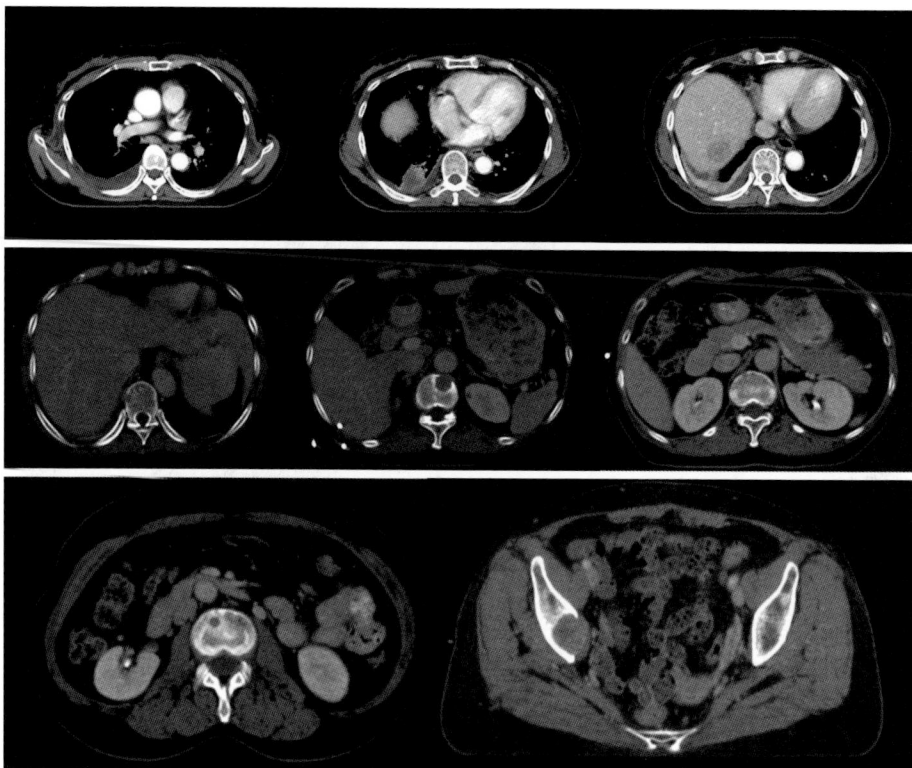

图11-2　2020年7月27日CT检查

（六）右侧髂骨占位穿刺活检（2020年7月30日）

镜下为横纹肌及脂肪组织，横纹肌组织间查见几个上皮样细胞，不排除肿瘤。

（七）EBUS引导下行"11Ri淋巴结"穿刺活检（2020年8月5日）

穿刺活检可见非小细胞癌细胞。免疫组化支持腺癌：CK7（＋），CK5/6（－），TF-1（＋），P63（－），P40（－），Napsin（＋）。基因检测：EGFR基因19外显子19-Del基因突变（为药敏突变Ct值为21.67），PD-L1 TPS为0%，CPS评分为0。

（八）临床诊断

右肺下叶腺癌（cT3N2M1c，ⅣB期）伴肝、骨多发转移（EGFR19 Del突变，PD-L1阴性）。

三、治疗过程

（一）抗肿瘤药物治疗

治疗初期，患者接受贝伐珠单抗400 mg+培美曲塞500 mg/m^2+顺铂75 mg/m^{2}一线治疗，后基因检测结果回报EGFR 19外显子突变，改用三代EGFR-TKI奥希替尼后，病情控制良好，持续使用至今。

（二）放射治疗

放射治疗部位和总物理剂量见表11-1。

表11-1 放射治疗部位和总物理剂量

部位	总物理剂量
右肺下叶	37.5 Gy（20 Gy/4 f+17.5 Gy/5 f）~62 Gy（32 Gy/4 f+30 Gy/5 f）
肝顶叶	50 Gy（20 Gy/4 f+30 Gy/5 f）
T9	37.5 Gy（20 Gy/4 f+17.5 Gy/5 f）
T10	36 Gy/9 f
T12	28 Gy/6 f（20 Gy/5 f+8 Gy/1 f）
L1	8 Gy/1 f
L3	20 Gy/5 f
胸骨柄	30 Gy/6 f
髂骨	49 Gy（24 Gy/8 f/4 d+25 Gy/5 f）

（三）骨转移治疗

患者入院后于2020年7月23日开始使用双膦酸盐（因卡膦酸二钠10 mg）治疗，7月28日开始采用IGRT技术，针对肿瘤原发及转移病灶予以放疗。患者疼痛症状稍有减轻，但NRS评分仍为6分。期间进行2次影像学评价（2020年8月11日及8月28日），CT结果显示，患者胸腰椎及右侧髂骨溶骨性骨质破坏伴有周围软组织肿块，部分较前明显，范围进行性扩大。

经查房讨论后，于2020年9月23日开始使用地舒单抗（120 mg q4w）治疗，并继续针对病灶修改计划加量照射。地舒单抗治疗3个周期后再次复查CT（2020年12月16日），结果示（图11-3~图11-4）：T9、T12、L3椎体骨质破

入院时
2020-07-28　　　　　2020-09-03　　　　　2020-12-16　　　　随访2021-06-28

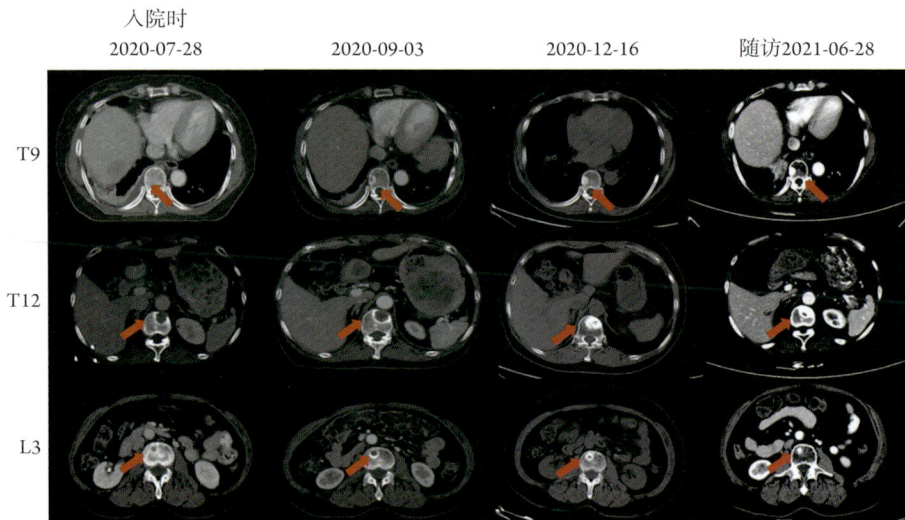

图11-3　骨转移治疗前后影像学检查（T9，T10，T12）

入院时
2020-07-28　　　　　2020-09-03　　　　　2020-12-16　　　　随访2021-06-28

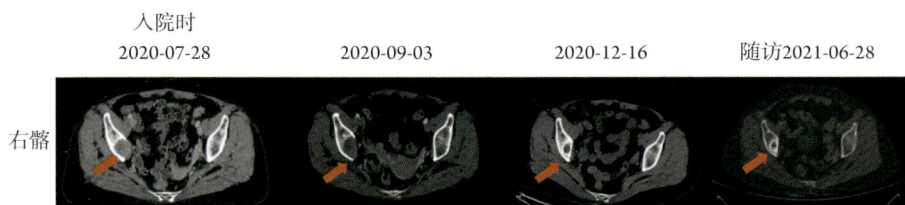

图11-4　骨转移治疗前后影像学检查（右侧髂骨）

坏范围较地舒单抗治疗前缩小，骨质密度较前增高，疗效评估为PR。右侧髂骨骨质破坏范围较地舒单抗治疗明显缩小，软组织肿块体积明显缩小，疗效评估为PR。

　　胸腹增强CT复查结果显示：右肺下叶结节、肝顶叶结节较前减小，双侧部分肋骨、部分胸腰椎、胸骨柄、骨盆构成骨，破坏范围较前缩小（图11-5）。

　　经过6周期的地舒单抗治疗后，患者疼痛症状基本消失，NRS评分降为0~1分，可自行行走，活动自如。地舒单抗治疗前后患者NRS评分变化、主诉及症状的变化如表11-2所示。

入院时
2020-07-28　　　　　　2020-09-03　　　　　　2020-12-16

右肺
结节

肝脏
占位

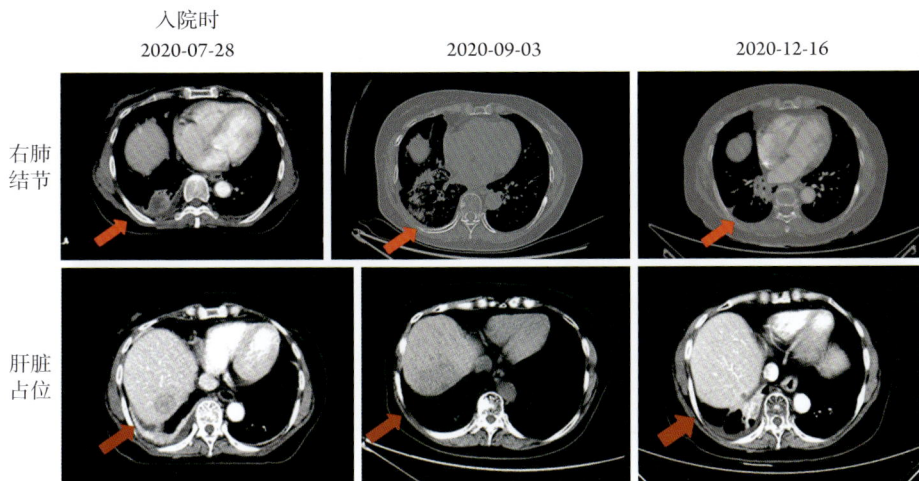

图11-5　原发灶治疗前后影像学检查

表11-2　地舒单抗治疗前后患者NRS评分变化、主诉及症状的变化

时间	NRS评分	主诉及症状
入院前（2020年7月23日）	7	疼痛明显，下肢活动受限、翻身及直立行走困难
使用因卡磷酸1周期后（2020年8月23日）	6	疼痛较前好转，卧床，下肢活动受限，无法自行翻身及行走
使用地舒单抗3周期后（2020年11月23日）	4	疼痛明显好转，下肢活动较前好转，可翻身，可在搀扶下行走
使用地舒单抗6周期后（2021年2月23日）	0~1	疼痛基本消失，可自行行走，活动自如

四、专家点评

这是一例典型的晚期肺腺癌骨转移病例。该例患者初诊即有腰痛和行走困难，而且疼痛明显，一般情况较差。影像检查提示了肺、肝、肺门及纵隔淋巴结以及多发骨病变，获取包括肝部、胸腔积液、髂骨以及肺门淋巴结病变组织，结合影像学，病理诊断明确为晚期肺腺癌多发转移，基因检测结果显示EGFR基因19外显子缺失突变。该例骨转移的诊治有以下两个方面值得我们讨论。

第一，如何选择敏感基因突变的晚期肺腺癌患者局部治疗的时机及范围。对于EGFR敏感突变的肺腺癌患者，靶向药物的缓解率可以达到70%以上，有效率高，大部分患者病灶会显著缩小甚至消失。该例患者初诊即有肝以及多发骨转移，初诊时的疼痛及行走困难考虑和骨转移密切相关。因此，在初始治疗时即对导致疼痛的骨转移部位进行放疗是缓解患者疼痛、改善患者生活质量的有效手段。但在该例患者初始的局部放疗中，在骨转移放疗的同时即对肺部和肝脏进行放疗，是否给患者带来获益尚未可知。考虑到靶向药物对该类患者治疗有效率高，治疗后缓解可能性大，因此多部位的局部放疗在疗效达到平台期后进行可能更好。一来能根据病灶在放疗前的变化，更好地评价药物治疗的效果，二来可以在药物治疗病灶缩小后，同样适度减小局部治疗范围，降低治疗反应，提高局部治疗效果。因此，初始的局部治疗应该是针对导致患者明显症状的部位，以缓解症状为主要目的。

第二，骨保护剂的使用。对明确骨转移的患者，骨保护药物可以显著改善患者因骨转移导致的疼痛以及降低骨相关事件的发生风险。对该患者初始即给予了双磷酸盐，后根据复查结果，于2个月后更换为地舒单抗。从相关影像来看，地舒单抗对溶骨性破坏后骨密度增加，骨质改善显示了更加良好的效果。经治疗后，患者的疼痛也得到了显著缓解，生活质量得到显著改善，显示了骨保护药物带给患者的获益。因此，对存在骨转移的肿瘤患者，早期给予骨保护药物治疗同样尤为重要。

病例提供：张硕，四川省肿瘤医院
点评专家：汪进良，解放军总医院肿瘤医学部
本文已得到上海医米信息技术有限公司授权转载

第十二章 病例四：肺癌骨转移

一、基本信息

患者，男性，1968年1月生。

主诉：于2020年1月因"咳嗽伴右髋部疼痛、双足底麻痛1个月"就诊。

个人史：吸烟36年，10~20支/天，戒烟1个月。

既往史、家族史无特殊。

体格检查：ECOG PS评分为1分。

疼痛评分：VAS评分为7分。

二、肿瘤评估

（一）实验室检查

生化常规检查（图12-1）：钙、磷、碱性磷酸酶三项升高，符合骨转移变化。

（二）影像学检查

2020年2月5日胸部CT平扫+增强检查（图12-2）：右下肺结节，代谢增高，考虑原发恶性病变；右肺门及纵隔4R区多发肿大淋巴结，代谢增高，考虑转移。

颅脑MRI平扫+增强（图12-3）：左侧额叶、左侧颞叶、双侧枕叶见数个结节，大小为2 mm×2 mm~12 mm×7 mm，T1WI呈稍低信号，T2WI呈稍高信号，增强后明显结节状或环形强化，部分病灶周围脑实质内见片状长T1、T2信号，增强后未见病变。脑干及小脑半球未见占位性病变。脑室系统对称，未见受压、变形、移位，中线结构居中。颅骨信号未见明确破坏征象。

	项目	结果	单位	参考值		项目	结果	单位	参考值
1	钾 (K+)	4.37	mmol/L	3.5~5.3	20	白/球 (A/G)	1.26		1.2~2.4
2	钠 (Na+)	140.5	mmol/L	137~147	21	总胆红素 (TBIL)	8.2	umol/L	5~20.5
3	氯 (Cl-)	103.2	mmol/L	99~110	22	直接胆红素 (DBIL)	4.3	umol/L	0~7
4	总二氧化碳 (CO2)	26.9	mmol/L	23~29	23	间接胆红素 (IBIL)	3.90	umolL	2~15
5	阴离子间隙 (Gap)	10.40		8~16	24	尿素 (UREA)	3.1	mmol/L	3.1~8.0
6	磷 (IP+++)	1.52 ↑	mmol/L	0.85~1.51	25	肌酐 (CRE)	58.5	umol/L	57~97
7	血清总钙 (Ca)	2.71 ↑	mmol/L	2.11~2.52	26	尿酸 (UA)	288.4	umol/L	208~428
8	镁 (Mg)	0.81	mmol/L	0.75~1.02	27	胱抑素C (CYSC)	0.81	mg/L	0.59~1.03
9	谷丙转氨酶 (ALT)	11.0	U/L	9~50	28	总胆固醇 (CHO)	4.15	mmol/L	3.1~5.69
10	谷草转氨酶 (AST)	11.6 ↓	U/L	15~40	29	甘油三酯 (TG)	0.65	mmol/L	0.2~1.7
11	谷草/谷丙 (AS/AL)	1.05		0~3	30	血糖 (GLU)	5.71	mmol/L	3.9~6.1
12	胆碱酯酶 (CHE)	5839	U/L	5320~12920	31	高密度脂蛋白胆固醇	1.13 ↓	mmolL	1.16~1.42
13	总胆汁酸 (TBA)	2.5	umol/L	0~10	32	低密度脂蛋白胆固醇	2.92	mmol/L	2.2~3.1
14	碱性磷酸酶 (ALP)	147.9 ↑	U/L	45~125	33	载脂蛋白A (ApoA1)	1.15 ↓	g/L	1.20~1.60
15	谷氨酰转肽酶 (GGT)	49.5	U/L	10~60	34	载脂蛋白B (Apo-B)	0.95	g/L	0.60~1.10
16	乳酸脱氢酶 (LDH)	147.5	U/L	120~250	35	C-反应蛋白 (CRP)	80.13 ↑	mg/L	0~3.0
17	总蛋白 (TP)	67.56	g/L	65~85	36	肌酸激酶 (CK)	49 ↓	U/L	50~310
18	白蛋白 (ALB)	37.7 ↓	g/L	40~55	37	血清淀粉样蛋白 (SAA)	201.2 ↑	mg/L	0~10.0
19	球蛋白 (GLOB)	29.86	g/L	20~40					

评价：

图12-1　生化常规检查结果

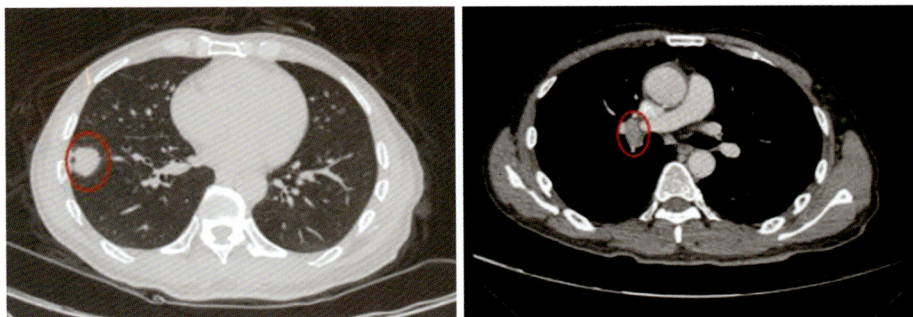

图12-2　胸部CT检查

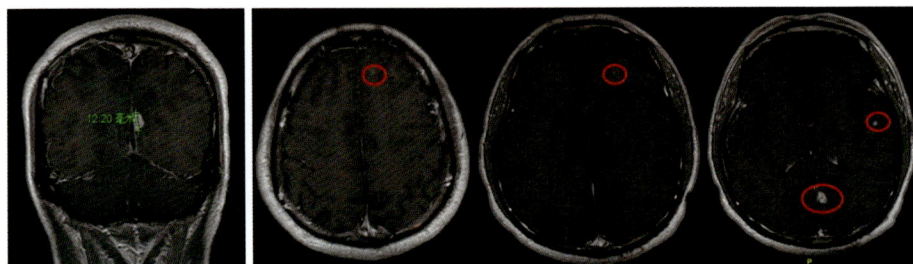

图12-3　颅脑MRI检查

　　盆腔CT平扫+增强（图12-4）：右侧髂前上棘骨质破坏，代谢增高，考虑转移。

　　PET-CT（图12-5）：L10椎体骨转移，侵犯椎管。

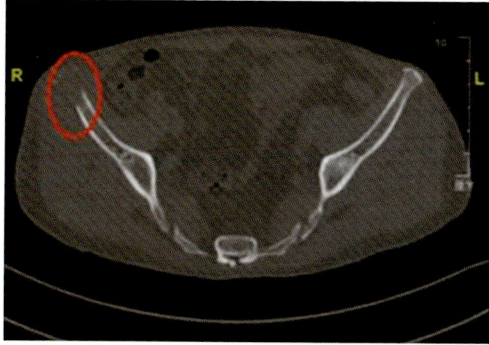

图12-4　盆腔CT检查

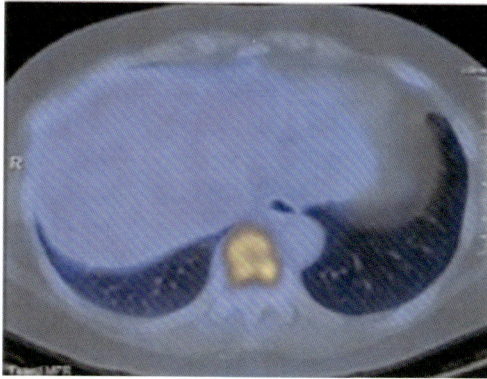

图12-5　PET-CT检查

（三）病理活检（2020年2月11日）

　　（右肺肿物）穿刺组织活检检查与诊断结合免疫组化结果，病变符合低分化腺癌。免疫组化结果：CK7（＋），TTF-1（＋），NapsinA（＋），CK5/6（－），p63（－），p40（－），ALK（D5F3）（－），ALK-N（－）。

（四）基因检查

驱动基因阴性，TMB为13 muts/Mb，PD-L1 TPS为50%（22C3）。

（五）临床诊断

肺低分化腺癌（右下肺周围型），伴右肺门、纵隔淋巴结、右髂骨及椎体、颅脑多发转移cT2N2M1 IV期，EGFR、ALK野生型，PD-L1 TPS为50%。

三、治疗过程

（一）一线治疗：免疫+靶向

患者要求"无化疗治疗"，于2020年2月23日开始给予替雷利珠单抗200 mg q3w+安罗替尼12 mg qd，D1-14一线治疗。治疗2个疗程后，胸部CT平扫+增强复查示（图12-6）：右下肺肿物较前缩小，肺门、右下气管旁淋巴结较前缩小，疗效评估为PR。治疗8个疗程后病灶呈不规则软组织影，考虑治疗后改变；肺门淋巴结进一步缩小。此后复查发现病灶稳定，持续PR至今。

治疗8个疗程后，颅脑MRI示：左侧额叶、左侧颞叶、双侧枕叶转移灶部分病灶消失，部分病灶缩小，最大病灶由12 mm缩小到7 mm（图12-7）。

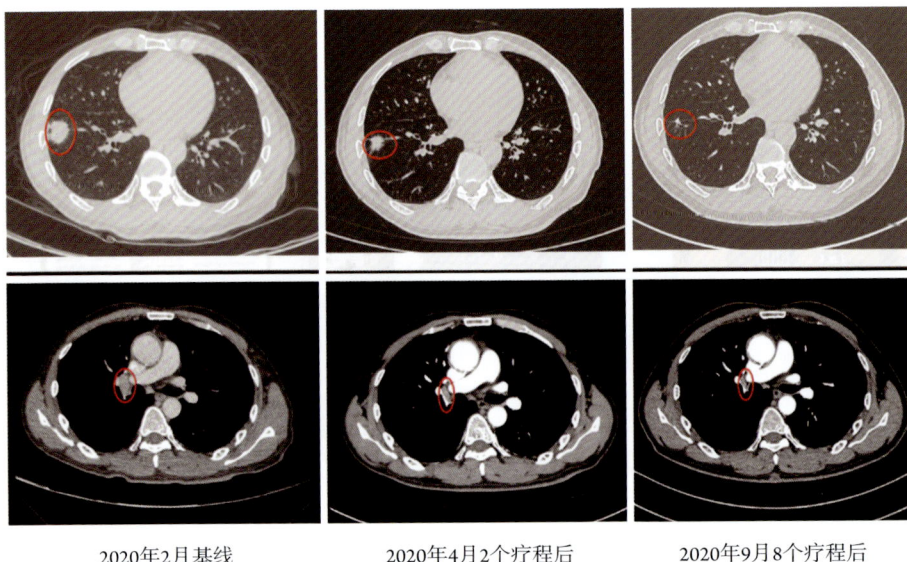

| 2020年2月基线 | 2020年4月2个疗程后 | 2020年9月8个疗程后 |

图12-6　替雷利珠单抗+安罗替尼治疗后CT 2020年7月17日复查结果

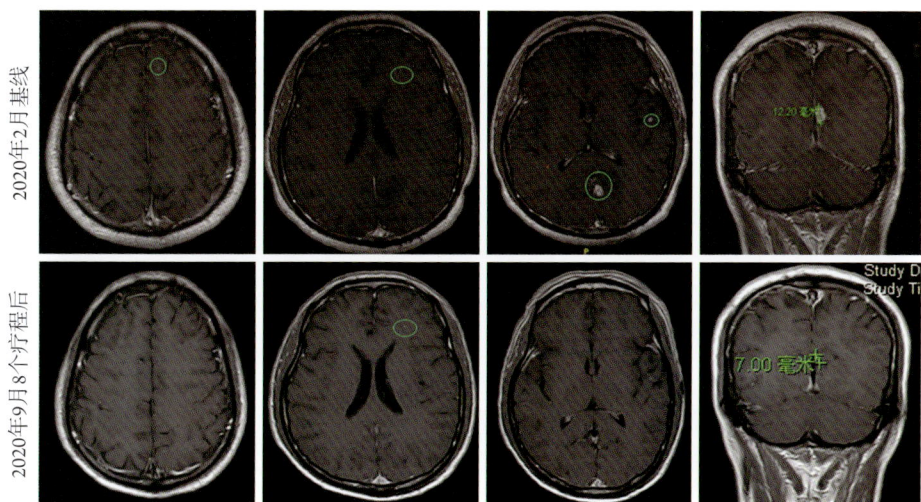

图12-7　替雷利珠单抗+安罗替尼治疗后颅脑MRI复查结果

（二）骨转移治疗

2020年2月23日给予患者地舒单抗120 mg皮下注射q4w抗骨转移治疗。地舒单抗治疗2个疗程后，右髂骨溶骨性骨质破坏得到改善，椎体放射性异常浓聚影减小；治疗8个疗程后，局部软组织影消失，成骨明显，椎体放射性分布未见明显异常（治疗前SUV约为15）。地舒单抗治疗前后影像学检查见图12-8。

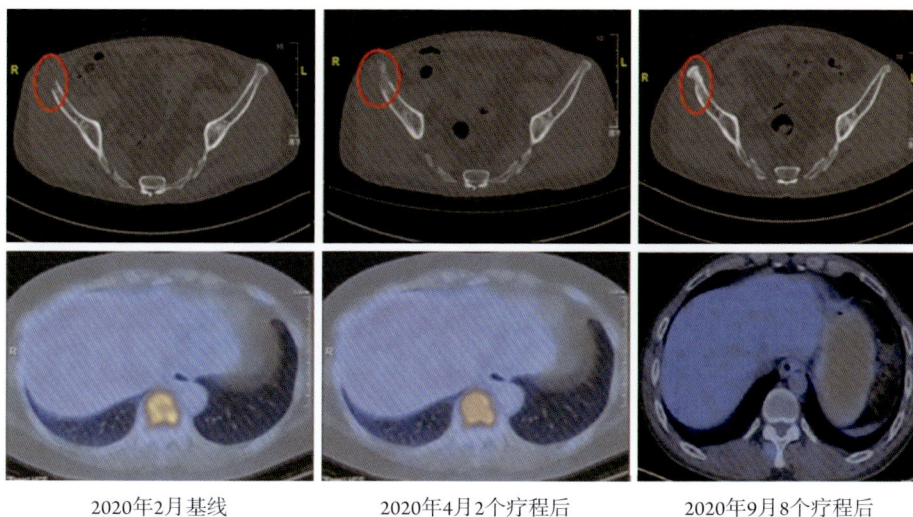

2020年2月基线　　　2020年4月2个疗程后　　　2020年9月8个疗程后

图12-8　地舒单抗治疗前后影像学检查结果

地舒单抗120 mg治疗1个月后（2020年3月22日）复查钙、磷、碱性磷酸酶，复查均已正常。治疗第2~3个月后复查均正常（图12-9）。

治疗前未使用止痛药，疼痛评分为7分；治疗2个月后未使用止痛药，疼痛评分为2分；治疗6个月后未使用止痛药，疼痛评分为0分（图12-10）。

	项目	结果	单位	参考值		项目	结果	单位	参考值
1	钾(K+)	4.37	mmol/L	3.5~5.3	20	白/球(A/G)	1.26		1.2~2.4
2	钠(Na+)	140.5	mmol/L	137~147	21	总胆红素(TBIL)	8.2	umol/L	5~20.5
3	氯(Cl-)	103.2	mmol/L	99~110	22	直接胆红素(DBIL)	4.3	umol/L	0~7
4	总二氧化碳(CO2)	26.9	mmol/L	23~29	23	间接胆红素(IBIL)	3.90	umolL	2~15
5	阴离子间隙(Gap)	10.40		8~16	24	尿素(UREA)	3.1	mmol/L	3.1~8.0
6	磷(IP+++)	1.52 ↑	mmol/L	0.85~1.51	25	肌酐(CRE)	58.5	umol/L	57~97
7	血清总钙(Ca)	2.71 ↑	mmol/L	2.11~2.52	26	尿酸(UA)	288.4	umol/L	208~428
8	镁(Mg)	0.81	mmol/L	0.75~1.02	27	胱抑素C(CYSC)	0.81	mg/L	0.59~1.03
9	谷丙转氨酶(ALT)	11.0	U/L	9~50	28	总胆固醇(CHO)	4.15	mmol/L	3.1~5.69
10	谷草转氨酶(AST)	11.6 ↓	U/L	15~40	29	甘油三酯(TG)	0.65	mmol/L	0.2~1.7
11	谷草/谷丙(AS/AL)	1.05		0~3	30	血糖(GLU)	5.71	mmol/L	3.9~6.1
12	胆碱酯酶(CHE)	5839	U/L	5320~12920	31	高密度脂蛋白胆固醇	1.13 ↓	mmolL	1.16~1.42
13	总胆汁酸(TBA)	2.5	umol/L	0~10	32	低密度脂蛋白胆固醇	2.92	mmol/L	2.2~3.1
14	碱性磷酸酶(ALP)	147.9 ↑	U/L	45~125	33	载脂蛋白A(ApoA1)	1.15 ↓	g/L	1.20~1.60
15	谷氨酰转肽酶(GGT)	49.5	U/L	10~60	34	载脂蛋白B(Apo-B)	0.95	g/L	0.60~1.10
16	乳酸脱氢酶(LDH)	147.5	U/L	120~250	35	C-反应蛋白(CRP)	80.13 ↑	mg/L	0~3.0
17	总蛋白(TP)	67.56	g/L	65~85	36	肌酸激酶(CK)	49 ↓	U/L	50~310
18	白蛋白(ALB)	37.7 ↓	g/L	40~55	37	血清淀粉样蛋白(SAA)	201.2 ↑	mg/L	0~10.0
19	球蛋白(GLOB)	29.86	g/L	20~40					

评价：

图12-9　地舒单抗治疗后1个月生化常规复查

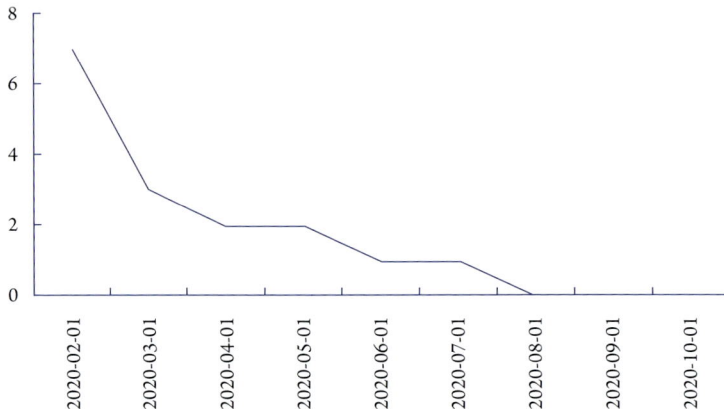

疼痛评分

图12-10　地舒单抗治疗前后患者疼痛评分变化曲线

四、病例总结与思考

本例患者确诊时为晚期肺癌且伴有颅脑、骨多发转移，鉴于患者要求无化疗治疗，遂给予免疫联合抗血管生成药物一线治疗原发病灶，同时给予地舒单抗抗骨转移治疗，以缓解疼痛症状，减少骨转移SREs的发生。

患者免疫联合抗血管生成药物治疗2个疗程后即获得PR，且保持稳定持续PR至今。骨转移治疗方面，患者使用地舒单抗治疗1个月后，血钙、血磷、碱性磷酸酶复查结果均恢复正常，2个疗程后骨质破坏明显改善，疼痛评分亦由7分降至2分，治疗6个月疼痛症状消失，8个疗程后椎体放射性分布未见明显异常。整体而言，地舒单抗治疗肺癌骨转移效果显著，且使用方便，可作为肺癌骨转移患者的治疗推荐药物。在使用地舒单抗过程中可监测BSAP（骨特异性碱性磷酸酶）等，有条件者还可增加监测uNTX、β胶联降解产物（β-CTX）。

病例提供：周溢鑫，中山大学肿瘤防治中心
本文已得到上海医米信息技术有限公司授权转载

第十三章　病例五：前列腺癌骨转移

一、基本信息

患者，男性，1963年9月生。

主诉：因"排尿滴沥半年"就诊。

现病史：自诉排尿滴沥半年，近2个月来出现脊柱及左侧骨盆区骨痛，逐渐加重。

既往史、个人史、家族史无特殊。

专科查体：肛门指诊发现前列腺体积轻度增大，表面结节感，质硬，边缘清楚，中央沟消失。

疼痛评估：NRS评分为4分。

二、肿瘤评估

（一）辅助检查

治疗前碱性磷酸酶浓度为75 IU/L。放免DPC（放射性核素）检验报告（2020年7月22日）示：前列腺特异抗原（PSA）为1 224 ng/mL。

（二）影像学检查

胸部CT检查结果示：两肺纹理增多，走向自然，左肺尖小结节，左肺下叶背段胸膜下、左肺下舌段小结节，直径约为3 mm；胸椎多发成骨灶。

前列腺MRI检查结果示：前列腺移行带增生，T2W1信号不均，呈混杂信号，局部见增生结节；外周带轻度受压萎缩，信号不均匀，左外周带见片状低信号，直径为27 mm，ADC呈低信号，增强后病灶早期强化，考虑癌可能。精囊结构信号可，未见明显异常强化灶。所见盆壁未见明显肿大淋巴结，所见骨盆诸骨信号可。前列腺PI-RADS评分为5级。

全身骨显像（图13-1）：全身骨骼显像清晰，脊柱多发，双侧多发肋骨、左侧髂骨、右侧耻骨见放射性浓集灶，余骨未见异常放射性分布增高（热区）或减低（冷区）表现。肾脏、膀胱等处放射性为显像剂排泄所致。

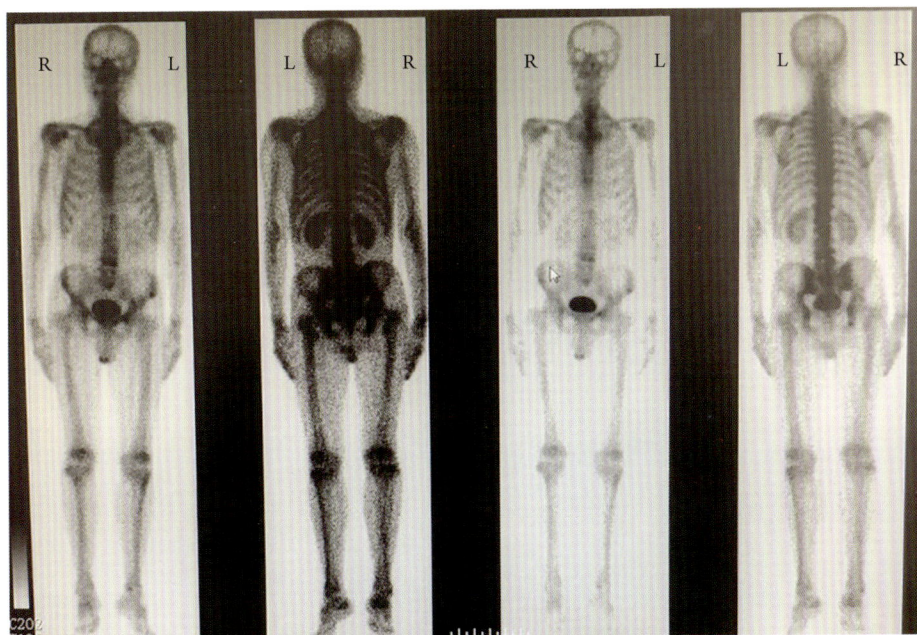

图13-1　患者骨转移ECT结果

（三）穿刺确诊

前列腺穿刺病理（2020年7月27日）：前列腺右侧周缘区外侧穿刺活检组织免疫酶标记结果为肿瘤细胞P63（-），NKX3.1（+），P504S（+）；前列腺右侧移行区穿刺活检组织免疫酶标记结果为局灶腺泡P63（-），P504S（+）；前列腺右侧周缘区外侧、中部、旁正中、左侧周缘区外侧、中部、旁正中、左侧移行区穿刺活检结果示前列腺癌，Gleason评分为9分（4+5），伴神经周围癌浸润；前列腺右侧移行区穿刺活检结果示前列腺局灶非典型性小腺泡增生性病变。

（四）初步诊断

转移性去势敏感性前列腺癌，多发骨转移。

三、治疗过程

（一）一线治疗

2020年8月至2020年9月，予患者戈舍瑞林+阿比特龙+泼尼松方案一线治疗，患者诉伴随轻度骨痛，疼痛评分为2分，治疗6个月后，PSA下降至0.2 ng/mL以下，且患者未诉明显不适（图13-2）。

前列腺特异抗原水平

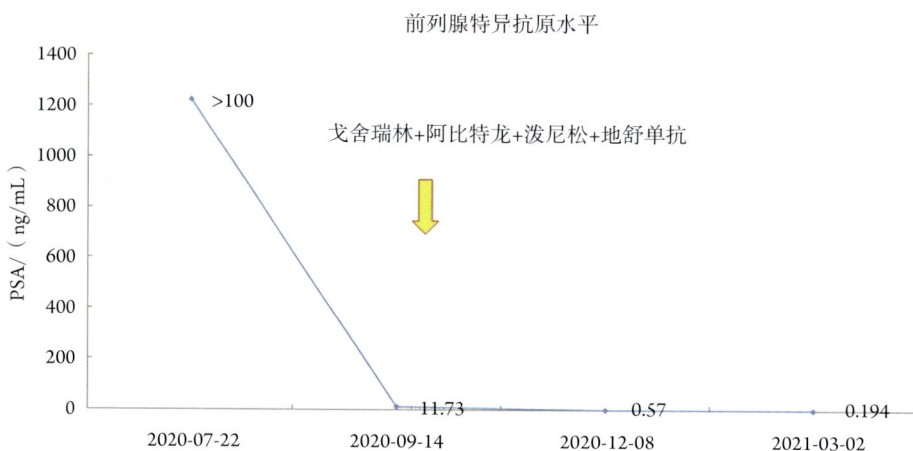

图13-2　患者治疗过程中PSA水平变化

（二）骨转移治疗

遂根据以上情况在二线治疗方案中加入地舒单抗，患者接受治疗后1个月内骨痛即消失。

复查全身骨显像（2021年4月6日）示（图13-3）：全身多发骨代谢异常，结合病史，考虑为多发性骨转移瘤表现，与2020年8月6日全身骨显像结果相比，骨代谢活性明显降低，提示地舒单抗有效靶向骨转移病灶，能控制患者相关症状。

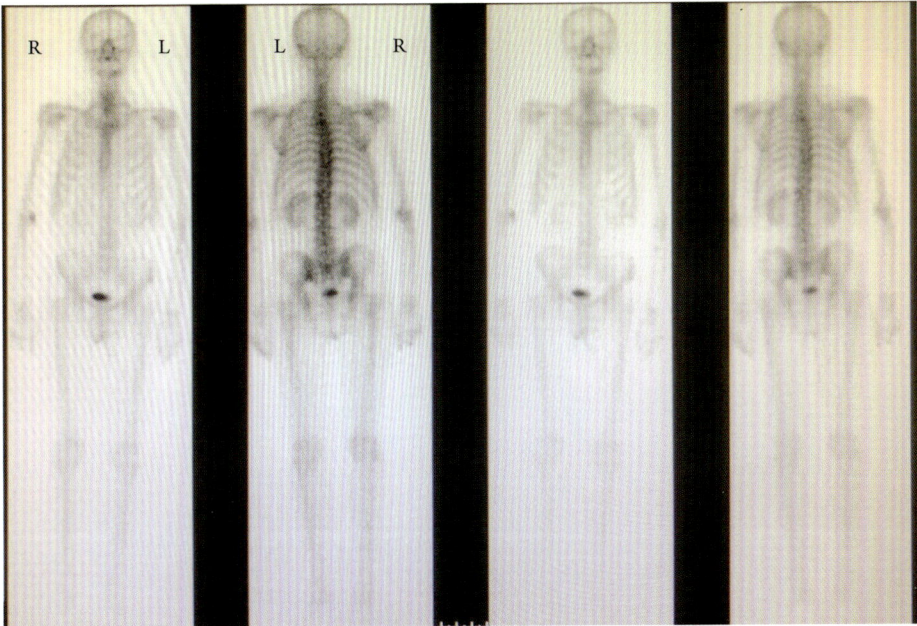

图13-3　地舒单抗治疗6个月后复查患者骨转移情况

四、病例总结与思考

本例患者确诊时已处于mHSPC阶段，因此一线治疗方案为目前最新的标准方案，即药物去势加新型内分泌药物治疗；基于患者报告骨痛症状明显，且骨扫描明确提示转移灶，为减轻症状并降低骨相关事件风险，在二线治疗中调整用药，在原治疗方案基础上加入地舒单抗治疗。

在治疗过程中，使用地舒单抗治疗后1个月内，患者骨痛即消失，6个月后患者PSA下降至0.2 ng/mL以下，且骨扫描显示骨转移病灶代谢明显降低。地舒单抗总体治疗效果好，且患者未报告不良反应，符合此前2项临床Ⅲ期研究中用于晚期伴骨转移前列腺癌患者的疗效和安全性，实现了治疗团队预期的目标，且用药安全、方便。

病例提供：曹乃龙，上海市第六人民医院
本文已得到上海医米信息技术有限公司授权转载

恶性肿瘤骨转移临床诊疗专家共识

立足中国国情与临床经验，多领域权威专家聚力协作，

制定最新肿瘤骨转移诊疗共识，为临床工作提供实用参考。

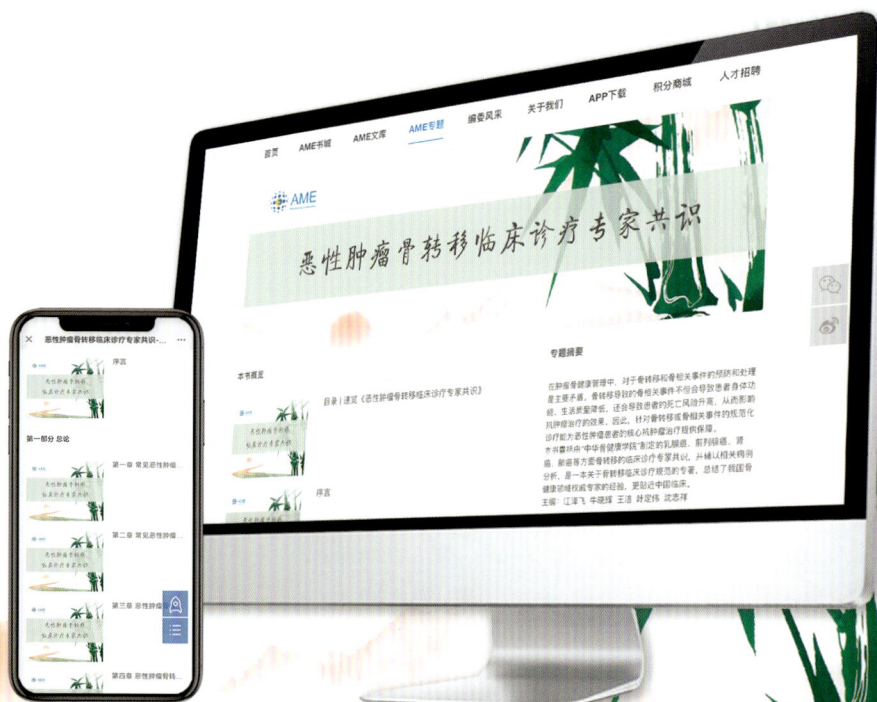

《恶性肿瘤骨转移临床诊疗专家共识》
在线选读您需要的章节

TBCR Translational Breast Cancer Research

A Journal Focusing on Translational Research in Breast Cancer

Online ISSN 2218-6778

Editor-in-Chief

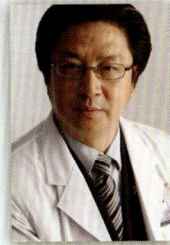

Prof. Dr. Zefei Jiang, MD

Department of Breast Oncology,

The Fifth Medical Center of Chinese PLA General Hospital, Beijing, China

About the Journal

· Open access, peer-reviewed journal
· Focusing on translational research in breast cancer
· A member of Committee on Publication Ethics (COPE)

TBCR seeks to create a platform for researchers and clinicians by presenting pertinent investigations, for discussing critical questions relevant to the entire fields of breast cancer, and aiming to develop new perspectives for all those issues concerned with breast cancer.

AME Publishing Company

Email: tbcr@amegroups.com

tbcr.amegroups.com

AME Medical Journals

Founded in 2009, AME has been rapidly entering into the international market by embracing the highest editorial standards and cutting-edge publishing technologies. Till now, AME has published more than 60 peer-reviewed journals (13 indexed in SCIE and 20 indexed in PubMed), predominantly in English (some are translated into Chinese), covering various fields of medicine including oncology, pulmonology, cardiothoracic disease, andrology, urology and so forth (updated on Dec. 2021).

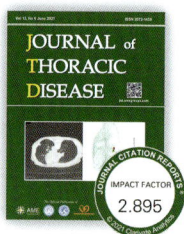

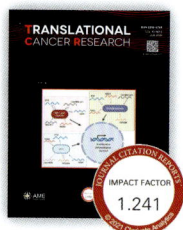

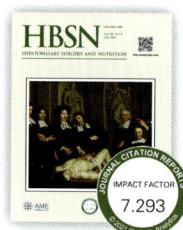

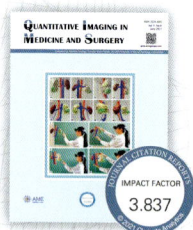

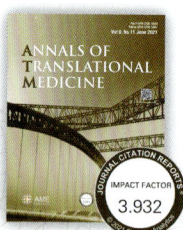

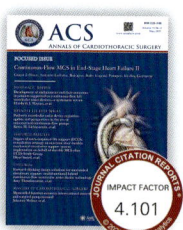

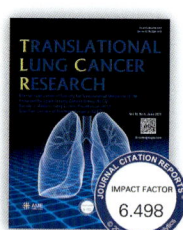

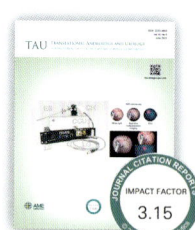

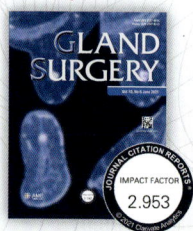

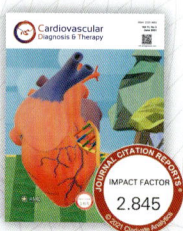

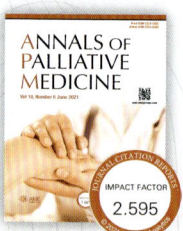

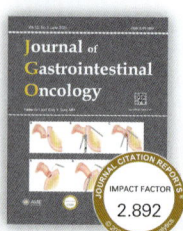

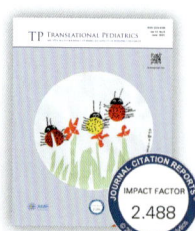

JOURNAL of THORACIC DISEASE — IMPACT FACTOR 2.895

TRANSLATIONAL CANCER RESEARCH — IMPACT FACTOR 1.241

HBSN HEPATOBILIARY SURGERY AND NUTRITION — IMPACT FACTOR 7.293

QUANTITATIVE IMAGING IN MEDICINE AND SURGERY — IMPACT FACTOR 3.837

ANNALS OF TRANSLATIONAL MEDICINE — IMPACT FACTOR 3.932

ACS ANNALS OF CARDIOTHORACIC SURGERY — IMPACT FACTOR 4.101

TRANSLATIONAL LUNG CANCER RESEARCH — IMPACT FACTOR 6.498

TAU — IMPACT FACTOR 3.15

GLAND SURGERY — IMPACT FACTOR 2.953

Cardiovascular Diagnosis & Therapy — IMPACT FACTOR 2.845

ANNALS OF PALLIATIVE MEDICINE — IMPACT FACTOR 2.595

Journal of Gastrointestinal Oncology — IMPACT FACTOR 2.892

TP TRANSLATIONAL PEDIATRICS — IMPACT FACTOR 2.488

AME Publishing Company | *Academic Made Easy, Excellent and Enthusiastic*
硕窗千里目、快乐搞学术